Isabelle Mignet

# Les aspects réglementaires et organisationnels d'une tumorothèque

Isabelle Mignet

# Les aspects réglementaires et organisationnels d'une tumorothèque

## Mémoire DES Pharmacie industrielle et biomédicale

Presses Académiques Francophones

**Impressum / Mentions légales**

Bibliografische Information der Deutschen Nationalbibliothek: Die Deutsche Nationalbibliothek verzeichnet diese Publikation in der Deutschen Nationalbibliografie; detaillierte bibliografische Daten sind im Internet über http://dnb.d-nb.de abrufbar.
Alle in diesem Buch genannten Marken und Produktnamen unterliegen warenzeichen-, marken- oder patentrechtlichem Schutz bzw. sind Warenzeichen oder eingetragene Warenzeichen der jeweiligen Inhaber. Die Wiedergabe von Marken, Produktnamen, Gebrauchsnamen, Handelsnamen, Warenbezeichnungen u.s.w. in diesem Werk berechtigt auch ohne besondere Kennzeichnung nicht zu der Annahme, dass solche Namen im Sinne der Warenzeichen- und Markenschutzgesetzgebung als frei zu betrachten wären und daher von jedermann benutzt werden dürften.

Information bibliographique publiée par la Deutsche Nationalbibliothek: La Deutsche Nationalbibliothek inscrit cette publication à la Deutsche Nationalbibliografie; des données bibliographiques détaillées sont disponibles sur internet à l'adresse http://dnb.d-nb.de.
Toutes marques et noms de produits mentionnés dans ce livre demeurent sous la protection des marques, des marques déposées et des brevets, et sont des marques ou des marques déposées de leurs détenteurs respectifs. L'utilisation des marques, noms de produits, noms communs, noms commerciaux, descriptions de produits, etc, même sans qu'ils soient mentionnés de façon particulière dans ce livre ne signifie en aucune façon que ces noms peuvent être utilisés sans restriction à l'égard de la législation pour la protection des marques et des marques déposées et pourraient donc être utilisés par quiconque.

Coverbild / Photo de couverture: www.ingimage.com

Verlag / Editeur:
Presses Académiques Francophones
ist ein Imprint der / est une marque déposée de
AV Akademikerverlag GmbH & Co. KG
Heinrich-Böcking-Str. 6-8, 66121 Saarbrücken, Deutschland / Allemagne
Email: info@presses-academiques.com

Herstellung: siehe letzte Seite /
Impression: voir la dernière page
**ISBN: 978-3-8381-7752-6**

# TABLE DES MATIÈRES

# LISTE DES FIGURES

# INTRODUCTION

Bien parti pour consacrer le règne de la génétique, le XXI$^{ème}$ siècle inaugurera-t-il aussi l'ère des banques de tissus, de tumeurs, et autres fichiers ?. La question est légitime, tant les recherches menées sur le génome humain semblent aujourd'hui indissociables de la constitution de registres de plus en plus vastes : banques d'échantillons tissulaires, fichiers de données médicales, pour identifier les mutations à l'origine des maladies [41]. La conservation d'échantillons biologiques existe depuis des décennies dans les laboratoires de recherche publics et privés, les services d'anatomopathologie et les services de soins cliniques.

En novembre 2002, suite à un financement du Ministère de la Santé, le Centre de lutte contre le cancer Alexis Vautrin, situé à Nancy, met en place d'une tumorothèque ou banque de tumeur permettant la collection et l'exploitation de prélèvements biologiques tumoraux à visée d'études diagnostiques et thérapeutiques en cancérologie. La tumorothèque, tout en ouvrant des perspectives médicales très attendues, soulève également nombre de problèmes juridiques.

La première partie abordera les aspects réglementaires des banques de prélèvements avec le statut juridique de l'échantillon, les tests génétiques et l'exploitation commerciale des prélèvements. Concernant la tumorothèque, notre principale question est celui du consentement éclairé du patient : faut-il ou non un consentement écrit du patient ? La deuxième partie étudie les aspects organisationnels de la tumorothèque avec notamment l'étude des contraintes techniques, et la mise en place d'une démarche assurance qualité.

# A. LES ASPECTS RÉGLEMENTAIRES

# I. LE DÉVELOPPEMENT DE LA GÉNÉTIQUE HUMAINE

## I.1. Les recherches en génétique

### I.1.1. Les objectifs de la recherche [27]

Depuis les premiers travaux de Mendel sur l'hérédité à partir de l'hybridation des petits pois jusqu'au récent séquençage du génome humain, une opération d'une durée de dix ans de travail, des milliards de dollars et la participation de milliers de chercheurs répartis dans plusieurs pays, la génétique a fait des pas de géant. La recherche en génétique est complexe et longue. La première étape consiste en la découverte d'une mutation ponctuelle. La seconde étape est la recherche d'une relation entre la mutation et la maladie. Plus de 5 000 maladies génétiques seraient déjà répertoriées [50], certaines monogéniques comme la mucoviscidose, d'autres multifactorielles comme le cancer, le diabète. Sur les 30 000 gènes répertoriés chez l'humain, « *il y en a à peine 5 000 pour lesquels on a identifié une fonction. Il reste donc énormément de travail à faire et c'est là le rôle de la génomique* », comme le rappelle le président Martin Godbout de Génome Canada[1] [52]. Outre l'identification du gène ou des gènes pouvant être à l'origine d'une maladie donnée, les travaux en génétique humaine promettent l'avènement de nombreuses applications technologiques dans le domaine de la santé, telles :

   - la mise au point de nouveaux médicaments taillés sur mesure et l'utilisation plus efficiente des médicaments existants, afin d'en accroître l'efficacité et d'en diminuer les

---

[1] http://www.genomecanada.ca

effets secondaires, c'est le domaine d'étude de la pharmacogénomique ;

- la mise au point de thérapies géniques pour corriger les défauts génétiques ;

- l'élaboration et la mise en circulation de nouveaux tests de dépistage.

### I.1.2. Les bases de la génétique humaine [40]

Le génome humain est constitué par un vaste ensemble de séquence d'ADN contenant à la fois des gènes mais également une grande quantité d'ADN n'ayant pas de réelles fonctions connues. Ainsi, les gènes se retrouvent donc dispersés au sein du génome. Il convient de noter qu'une copie du génome est présent dans la plupart des cellules de l'homme. L'ADN, qui se retrouve en son état naturel dans le corps humain, est constitué par quelque trois milliards de paires de base (Adénine, Guanine, Thymine et Cytosine) appariées deux à deux (A et T, C et G). L'ADN est le support chimique des quelques 80 000 à 100 000 gènes du code génétique. Ce chiffre n'est qu'une estimation dans la mesure où il est impossible actuellement de pouvoir établir un nombre précis et définitif de gènes chez l'homme. L'ordre dans lequel se trouvent les paires de bases constituant l'information codée des gènes. L'ensemble des gènes se rassemble sous forme de chromosomes représentant le patrimoine génétique d'une cellule ou d'un organisme vivant.

Ce patrimoine se transmet aux cellules filles et aux descendants d'un organisme. Lorsque l'information d'un gène doit s'exprimer, elle doit d'abord être copiée sous forme d'une molécule d'acide ribonucléique messager (ARNm). Les protéines sont les produits du décodage des ARNm. La filiation gène → ARNm → protéine représente le patrimoine génétique. Les protéines sont les molécules exécutant concrètement les ordres des gènes. Le code permettant de définir la structure d'une protéine (la séquence des acides animés) fonctionne suivant un système de correspondance universel. La nature n'a retenu que vingt acides aminés pour participer au jeu de la vie. Ils se retrouvent dans tous les organismes vivants. Ce sont ces gènes qui représentent un véritable intérêt dans le domaine de la biotechnologie.

## I.2. Les références juridiques de la génétique

### I.2.1. Les textes internationaux et européens [27]

Les instruments internationaux sont nombreux et, pour certains, dont le Code de Nuremberg, rappellent que l'évolution du savoir et de la recherche ne s'accompagne pas toujours de sagesse dans les applications qui en découlent. Au fil du temps, ils *« ont acquis une indéniable autorité morale »* comme le souligne Hubert Doucet [34]. Ces textes sont consultables sur Internet[2].

✓ *Le code de Nuremberg* (1947) doit son existence aux crimes commis par les médecins nazis lors de la Deuxième Guerre mondiale. Ce texte est considéré comme l'ancêtre de toutes les législations sur l'expérimentation biomédicale.

---

[2] http://www.genethique.org

✓ *La déclaration d'Helsinki de l'Association médicale mondiale* (1964), amendée le plus récemment en octobre 2000. Il s'agit d'une déclaration sur les principes éthiques applicables aux recherches médicales sur des sujets humains. Cette déclaration constitue la grande référence internationale dans le domaine de la recherche biomédicale.

✓ *La déclaration universelle sur le génome humain et les droits de l'homme* (1997), adoptée par l'UNESCO dans le but d'assurer un développement de la génétique humaine pleinement respectueux de la dignité et des droits de la personne humaine, et bénéfique pour l'humanité tout entière.

✓ *La convention pour la protection des droits de l'homme et de la dignité de l'être humain à l'égard des applications de la biologie et de la médecine* : convention sur les droits de l'homme et la biomédecine (1997), aussi appelée Convention d'Oviedo (lieu de la signature), du Conseil de l'Europe.

✓ *The international ethical guidelines for biomedical research involving human subjects*[3] (2002), directive du Conseil des organisations internationales des sciences médicales (CIOMS), en collaboration avec l'Organisation Mondiale de la Santé (OMS).

✓ *La déclaration internationale sur les données génétiques humaines* [84] *(2003)*, adoptée à l'unanimité le 16 octobre

---

[3] http://www.cioms.ch

2003 lors de la conférence générale de l'UNESCO avec la définition de l'échantillon biologique.

### I.2.2. Les textes français

Sans être exhaustif, différentes lois françaises méritent d'être considérées, ces lois seront développées et expliquées dans la suite du travail.

- ✓ *La loi n°88-1138 du 20 décembre 1988* dite Huriet-Serusclat sur la protection des personnes se prêtant à des recherches biomédicales ;

- ✓ *La loi n°94-548 du 1ᵉʳ juillet 1994* relative au traitement de données nominatives ayant pour fin la recherche dans le domaine de la Santé ;

- ✓ *La loi n°94-653 du 29 juillet 1994* relative au respect du corps humain ;

- ✓ *La loi n°94-654 du 29 juillet 1994* relative au don et à l'utilisation des éléments et produits du corps humain, à l'assistance médicale à la procréation et au diagnostic prénatal ;

- ✓ *Le projet de loi n°3166 du 20 juin 2001* relatif à la bioéthique ;

- ✓ *La loi n°2002-303 du 4 mars 2002* relative aux droits des malades et à la qualité du système de santé.

### I.2.3. Les structures françaises en matière de génétique [13]

En France, différentes structures ont été mise en place en matière d'éthique et de déontologie de la recherche scientifique.

- ✓ *Le comité de défense des hommes de science victimes de violation des droits de l'homme* (CODHOS) crée par l'Académie des sciences[4]. Ce comité travaille en liaison avec des Académies étrangères, en particulier la National Academy of Sciences des États Unis, l'Amnesty International et l'United Nations Educational, Scientific and Cultural Organization (UNESCO).

- ✓ *Le Comité Consultatif National d'Éthique pour les sciences de la vie et de la santé*[5] (CCNE) créé par décret du Président de la République le 23 février 1983, placé auprès des ministres de la recherche et de la santé. Sa mission est de donner des avis sur les problèmes éthiques soulevés par les progrès de la connaissance dans les domaines de la biologie, de la médecine et de la santé et de publier des recommandations sur ces sujets.

- ✓ *La Commission du Génie Génétique*[6] (CGG), instance du Ministère de la recherche et de la santé. Elle est chargée d'évaluer les dangers et les risques que présentent les organismes génétiquement modifiés et les procédés utilisés pour leur obtention ainsi que les dangers et risques potentiels liés à l'utilisation de techniques du génie génétique.

---

[4] http://www.academie-sciences.fr
[5] http://www.ccne-ethique.fr
[6] http://www.recherche.gouv.fr

✓ *Le comité consultatif sur le traitement de l'information en matière de recherche dans le domaine de la santé*, instance inter-ministérielle du Ministère de la Recherche et de la Santé. Il est saisi, préalablement à la saisine de la Commission Nationale de l'Informatique et des Libertés[7] (CNIL), de toute demande de mise en œuvre des traitements automatisés de données nominatives ayant pour fin la recherche dans le domaine de la santé.

✓ *Le comité de concertation pour les données en sciences humaines et sociales*, instance interministérielle du Ministère de l'économie, de l'emploi, de l'éducation nationale et de la recherche. Il a notamment pour mission de s'informer des activités de production et d'utilisation des données, de faire des propositions afin de contribuer à la promotion de la formation à l'utilisation des données.

---

[7] http://www.cnil.fr

## I.3. Les tests génétiques [20]

### I.3.1. L'information génétique, à quoi sert-elle ? [27]

Au début de la génétique humaine, l'information sur ce que les personnes héritent de leurs parents et ancêtres et peuvent transmettre à leur tour à leur descendance (leur génotype) était déduite à partir de l'étude des caractères apparents des personnes (leur phénotype) comme les caractéristiques anatomiques (la couleur des yeux), physiologiques (l'hémophilie) et biochimiques (le groupe sanguin). Les recherches ont permis de découvrir que l'information génétique transmise d'une génération à l'autre pouvait être divisée en unités discrètes d'information (gènes). Aujourd'hui, la science connaît mieux ces unités discrètes d'information sous-jacentes au phénotype et considère les gènes comme des séquences codantes que renferment les molécules d'ADN au sein des chromosomes.

Ainsi, avec la découverte de l'ADN comme support moléculaire de l'information génétique et le séquençage récent du génome humain, il devient de plus en plus facile de connaître directement le génotype d'une personne, d'un fœtus ou d'une cellule vouée à la fécondation in vitro par l'analyse de leur ADN et donc d'évaluer la qualité de leur patrimoine génétique, c'est à dire d'identifier d'éventuelles anomalies. Le séquençage du génome humain a permis de situer (cartographie génomique) et de connaître les séquences codantes (gènes) de l'ADN chromosomique, c'est à dire de situer et de distinguer ce qui contient de l'information utilisée comme pour la synthèse des protéines de ce qui n'en contient pas. En fonction des types de recherches, les études se réalisent à partir d'échantillons prélevés sur l'individu malade, sa famille ou sur des populations étendues pour rechercher les origines génétiques d'une maladie donnée.

### I.3.2. La définition d'un test génétique ? [20] [46]

Le développement du test d'analyse de l'ADN par southern blotting au milieu des années 1975 n'a pas vraiment modifié la situation. Il s'agit en effet d'un test peu informatif et ne pouvant pas être développé en routine. Il faut attendre le début des années 1990 et l'irruption de la Polymerase Chain Reaction (PCR) pour que de nouveaux liens se créent entre équipes cliniques et laboratoires de biologie moléculaire. C'est ainsi que les premières connaissances fondamentales sur les corrélations entre génotypes et phénotypes et sur la mise en évidence de l'hétérogénéité génétique de certaines pathologies ont été acquises.

En octobre 2003, la déclaration internationale sur les données génétiques humaines [84] a défini le terme « test génétique ». C'est une méthode permettant de déceler la présence, l'absence ou la modification d'un gène ou d'un chromosome donné, y compris un test indirect pour un produit génétique ou autre métabolite spécifique indicateur essentiellement d'une modification génétique spécifique. En France, il n'existe pas de définition consensuelle pour le terme « test génétique ».

Il s'agit, en réalité, d'une véritable confusion terminologique. Une première classification, reprise dans les lois françaises, distingue, d'une part, les tests consistant en l'examen des caractéristiques génétiques d'une personne [30] de ceux, d'autre part visant, à l'identification d'un individu par ses empreintes génétiques. Les tests d'identification génétique des personnes ne seront pas traités ici, ils font l'objet des activités judiciaires. Une autre classification plus fine basée, cette fois-ci, sur des critères de méthodologie scientifique différencie les tests génétiques réalisés par l'analyse directe de la molécule d'ADN de ceux effectués par l'étude des produits de la molécule d'ADN (analyses biologiques).

### I.3.3. Les différents tests génétiques [20]

I.3.3.1. Les tests génétiques explorant la molécule d'ADN

Il est possible de distinguer différents types de tests génétiques :
- ceux identifiant directement une mutation si elle est connue ou sa recherche si elle est inconnue, ces méthodes nécessitent que le gène soit parfaitement connu et localisé. Si la nature de la mutation est à rechercher, il sera nécessaire de travailler sur plusieurs individus d'une même famille et de rechercher les différences entre individus afin d'identifier la mutation familiale considérée ;

- ceux analysant les marqueurs ou polymorphismes, segment d'ADN ne faisant pas obligatoirement partie du gène en cause dont héritent systématiquement les personnes porteuses de la maladie et qu'il n'est pas retrouvé pas chez les membres de la famille qui en sont exempts ;

- ceux analysant les aberrations chromosomiques dues à une anomalie de nombre ou de structure des chromosomes. Dans quelques cas, ces anomalies sont d'origine familiale quand l'un des parents est porteur d'une anomalie de structure équilibrée.

### I.3.3.2. Les tests explorant les produits de l'ADN

Il faut inclure dans cette catégorie tous les tests ne nécessitant pas le recours à l'analyse directe de l'ADN. Il s'agit d'un ensemble très hétérogène de techniques pouvant se définir comme ayant pour but de détecter les produits et les effets du remaniement des séquences transmissibles héréditairement qui sont prédictives d'un effet significatif sur la santé [70]. Ce sont pour la majeure partie des dosages biologiques comme le dosage d'enzymes, de protéines ou de marqueurs sériques. Mais cela peut aussi bien correspondre à diverses autres techniques allant jusqu'à l'imagerie médicale. Ces tests pour certains déjà anciens, qui jusqu'alors ne suscitaient pas d'interrogations particulières et dont la composante génétique ne semblait guère dérangeante, peuvent être perçus désormais comme une extension des tests génétiques proprement dits (tests par analyse directe de l'ADN).

### I.3.3.3. Quelques exemples de tests génétiques

Un exemple fondateur de ce type de test est celui de la phénylcétonurie [46] [72], pathologie mentale rare. La phénylcétonurie ou hyperphénylalanémie résulte d'un déficit génétique en phénylalanine hydroxylase, une enzyme métabolisant la phénylalanine. En 1960, Guthrie a mis au point un test de dépistage de cette maladie génétique. Le test est alors fondé sur l'inhibition de la croissance bactérienne, il signale un sang saturé en un acide aminé, la phénylalanine. Une fois diagnostiquée, un régime alimentaire permet d'empêcher la survenue des symptômes de cette pathologie.

Un autre exemple pouvant illustrer ce propos est celui du dépistage de la trisomie 21 [68]. En effet, en dehors du diagnostic prénatal reposant sur le caryotype fœtal (test de cytogénétique), d'autres techniques, reposant cette fois-ci sur des analyses des produits de l'ADN, ont été élaborées pour le dépistage de cette maladie génétique. Ce sont par exemple, le dosage plasmatique d'hCG (hormone chorionic gonadotrophine) dont le taux élevé à la 16ème semaine prédit un risque très augmenté de trisomie 21 ou encore la mesure de la clarté nucale lors d'une échographie.

**I.3.4. L'utilisations des tests génétiques [46] [53]**

Il convient donc de distinguer, d'une part les tests génétiques réalisés dans un contexte clinique particulier en vue de confirmer ou d'infirmer un diagnostic de maladie chez un individu présentant déjà des symptômes, de ceux à visée strictement prédictive d'autre part, réalisés chez des personnes asymptomatiques.

I.3.4.1. Les tests génétiques d'une personne ayant une maladie

Il est possible de différencier les tests génétiques suivant l'usage que les chercheurs veulent en faire et le moment auquel ils les utilisent. Ces distinctions sont importantes puisque l'utilisation de tests génétiques soulève différentes questions éthiques et juridiques selon les buts poursuivis et le moment où ils sont menés :

- le diagnostic prénatal est effectué avant la naissance afin de déterminer si le fœtus est atteint d'un trouble génétique ou s'il risque de l'être. Il faut ajouter le diagnostic pré-implantatoire dans les cas de procréation assistée ;

- le dépistage chez les nouveau-nés vise l'identification des troubles métaboliques associés à une maladie dont il serait possible de réduire la progression à l'aide d'un traitement précoce ;

- les analyses génétiques diagnostiques ont pour but de confirmer un diagnostic particulier par l'application de tests génétiques ;

- le dépistage génétique est pratiqué sur des populations dans l'optique d'identifier les individus étant plus susceptibles d'être atteints d'une maladie particulière, de sorte qu'il soit possible de leur offrir des tests spécifiques plus poussés ;

- les tests de détection de l'hétérozygotie permettent de déceler les individus porteurs d'un gène récessif déficient, permettant d'aider les couples à décider s'ils veulent avoir des enfants ou non ;

- les tests de susceptibilité servent à déterminer si des individus ont une mutation génétique qui les prédisposerait à développer une maladie lorsqu'ils sont exposés à certaines substances dangereuses présentes dans l'environnement.

### I.3.4.2. Les tests génétiques d'une personne asymptomatique

Ils sont effectués sur des individus en bonne santé afin de déterminer s'ils sont porteurs d'une mutation génétique susceptible de favoriser le développement d'une maladie d'origine génétique. Dans quelques familles, l'altération de ce gène entraîne une affection pouvant se transmettre comme le cancer du sein, ou certains maladies cardiaques. Le diagnostic génétique présente un intérêt médical important pour certains cancers et certaines maladies cardiaques. Etre porteur de l'altération de ce gène prédispose à développer la maladie avec une probabilité plus ou moins élevée.

Certains cancers du sein et de l'ovaire sont liés à la présence de mutations dans les gènes BRCA1 et BRCA2. Elles confèrent aux femmes les portant un risque de cancer du sein et de l'ovaire dès l'âge de 30 ans. A l'âge de 70 ans, le risque cumulé est de 60 à 80 % suivant les études épidémiologiques. Une expertise sur la prescription et la réalisation de ces tests menée entre 1995 et 1998 par l'INSERM en partenariat avec la Fédération Nationale des Centres de Lutte contre le Cancer (FNCLCC) [36] [47], a permis de formuler des recommandations pour la prise en charge des femmes porteuses des mutations dans les gènes BRCA1 et BRCA2. Chez ces femmes, le risque de décès par cancer du sein est de 30 à 40 %. La surveillance radiologique comme la mammographie bisannuelle dès l'âge de 20 ans, abaisse ce risque à 21 - 28 %, tandis que la mammectomie, l'abaisse à 3 - 4 %.

De même, le risque de décès par cancer de l'ovaire est de 16 à 44 % sans surveillance radiologique, de 8 à 22 % avec surveillance et de 1,3 à 3,5 % après l'ovariectomie. Généralement, le dépistage des mutations BCRA-1 et BCRA-2 se fait dans les familles à risque, après identification d'un cas index. Les recommandations pour les femmes porteuses de la prédisposition génétique consistent en des examens radiologiques réguliers des seins et de l'ovaire. Une mammectomie est également proposée à ces femmes partir de l'âge de 30 ans, ainsi qu'une ovariectomie à partir d'un âge variant suivant la mutation portée. Pour ces mesures préventives comportant un caractère mutilant, l'encadrement psychologique est important et des équipes pluridisciplinaires se structurent dans les services d'oncogénétique. Les chercheurs explorent aussi d'autres approches préventives, en recherchant notamment des facteurs protecteurs environnementaux, génétiques chez les femmes ne développant pas de cancers du sein ou de l'ovaire malgré leurs prédispositions génétiques. Comprendre pourquoi ces femmes sont protégées donnerait peut-être accès à des mesures préventives efficaces moins agressives que la chirurgie [46].

### I.3.5. Le statut juridique des tests génétiques [46]

L'examen des caractéristiques génétiques de l'individu est protégé par les lois bioéthique du 29 juillet 1994 modifiant le Code Civil et le Code de la Santé Publique et le décret du 23 juin 2000.

I.3.5.1. Les lois bioéthique du 29 juillet 1994

Premièrement, la loi n°94-653 du 29 juillet 1994 relative au respect du corps humain [57], est venue insérer les articles 16-10 à 16-11 du Code Civil traitant de l'étude génétique des caractéristiques d'une personne et de l'identification d'une personne par ses empreintes génétiques.

☞ *L'article 16-10 du Code Civil*

« *L'étude génétique des caractéristiques d'une personne ne peut être entreprise qu'à des fins médicales ou de recherche scientifique.*

*Le consentement de la personne doit être recueilli préalablement à la réalisation de l'étude.* »

☞ *L'article 16-11 du Code Civil*

« *L'identification d'une personne par ses empreintes génétiques ne peut être recherchée que dans le cadre de mesures d'enquête ou d'instruction diligentées lors d'une procédure judiciaire ou à des fins médicales ou de recherche scientifique.*

*En matière civile, cette identification ne peut être recherchée qu'en exécution d'une mesure d'instruction ordonnée par le juge saisi d'une action tendant soit à l'établissement ou la contestation d'un lien de filiation, soit à l'obtention ou la suppression de subsides. Le consentement de l'intéressé doit être préalablement et expressément recueilli.*

*Lorsque l'identification est effectuée à des fins médicales ou de recherche scientifique, le consentement de la personne doit être au préalable recueilli.* »

Deuxièmement, la loi n°94-654 du 29 juillet 1994 relative au don et à l'utilisation des éléments et produits du corps humain, à l'assistance médicale à la procréation et au diagnostic prénatal [58] a ajouté l'article L. 1131-1 du Code de la Santé Publique.

☞ *L'article L. 1131-1 du Code de la Santé Publique*
*« L'examen des caractéristiques génétiques d'une personne ou son identification par empreintes génétiques, lorsqu'elle n'est pas réalisée dans le cadre d'une procédure judiciaire, ne peut être entrepris qu'à des fins médicales ou de recherche scientifique et qu'après avoir recueilli son consentement [...] ».*

Au vu de ces articles, il faut noter une différence de position entre le Code Civil et le Code de la Santé Publique concernant les tests génétiques. Pour le Code Civil, les articles 16-10 à 16-11 font bien la distinction entre l'étude génétique des caractéristiques d'une personne et l'identification d'une personne par ses empreintes génétiques. Tandis que pour le Code de la Santé Publique, l'article L 1131-1 est plus confus dans sa rédaction en parlant d'examen des caractéristiques génétiques. Il convient de bien distinguer les deux situations, qui sont fort différentes.

De plus, une autre différence est l'étude génétique des caractéristiques d'une personne, c'est une notion plus limitée que l'examen des caractéristiques génétiques d'une personne. En effet, la première semble qualifier les moyens par lesquels peuvent être étudiées les caractéristiques d'une personne (la génétique, moléculaire ou cytogénétique) à l'exclusion de tout autre moyen alors que le second pourrait être réalisé par n'importe quel moyen biologique [20].

I.3.5.2. Le décret n° 2000-570 du 23 juin 2000

Une étape décisive dans la pratique des tests génétiques a été marquée par la rédaction en Conseil d'état du décret n°2000-570 du 23 juin 2000 relative aux conditions de prescription et de réalisation des examens des caractéristiques génétiques d'une personne et de son identification par empreintes génétiques à des fins médicales [30]. Ce décret concerne plus particulièrement la prescription des diagnostics génétiques : examens visés, conditions de prescription, modalités de communication des résultats, agrément des laboratoires d'analyses médicales. Outre la création d'une commission consultative chargée d'examiner les dossiers d'autorisation des laboratoires et d'agréer les praticiens, le décret introduit des dispositions particulières pour les personnes asymptomatiques, les distinguant ainsi des personnes symptomatiques. Il encadre également les tests diagnostics réalisés chez le mineur. Ce décret exclut la réalisation d'examens à des fins de recherche [46].

☞ *L'article R 1131-1 du Code de la Santé Publique*
*« L'examen des caractéristiques génétiques d'une personne à*
*des fins médicales, au sens du présent titre, a pour effet :*
*- soit de confirmer ou d'infirmer le diagnostic de maladie*
*génétique chez une personne qui en présente les symptômes ;*
*- soit de rechercher, chez une personne asymptomatique, les*
*caractéristiques d'un ou plusieurs gènes susceptibles d'entraîner à*

*terme le développement d'une maladie chez la personne elle-même ou sa descendance. »*

### I.3.5.3. Le projet de loi relatif à la bioéthique

Pour compléter le dispositif de l'encadrement des tests génétiques, il est nécessaire étudier le projet de loi relatif à la bioéthique. Ce projet de loi a été déposé à l'Assemblée Nationale en juin 2001 par Elisabeth Guigou, ministre de l'emploi et de la solidarité. Ce projet sera adopté en première lecture en janvier 2002 par l'Assemblée Nationale et en janvier 2003 par le Sénat. Il est adopté en deuxième lecture en décembre 2003 par l'Assemblée Nationale et le Sénat avec le texte n°116 [74]. Pour pallier les confusions signalées ci-dessus, il est prévu que l'article 16-10 traite désormais de l'examen des caractéristiques génétiques et non plus de l'étude génétique, permettant ainsi d'englober les différents moyens biologiques d'analyse des caractéristiques génétiques d'un individu. La seconde modification porte sur l'article L. 1131-1 du Code de la Santé Publique, cette modification précise les conditions dans lesquelles le consentement peut ne pas être recueilli, situation d'urgence ou impossibilité matérielle. Néanmoins, ce projet de loi ne propose toujours pas de définition claire du terme test génétique [20] [74].

En conclusion, un test génétique impliquant la caractérisation génétique d'une personne, le consentement libre, éclairé du malade doit être obtenu par écrit. Après avoir défini les tests génétiques de leur découverte à leur utilisation, il faut développer la pratique de conservation d'échantillons biologiques humains et de leurs utilisations.

### I.4. Les différentes activités de stockage du matériel biologique humain : de collection ... à banque [20]

L'importance grandissante pour les chercheurs en santé humaine d'avoir à leur disposition des banques contenant de l'information génétique, quelle qu'en soit la nature, a considérablement accentué l'intérêt pour la collecte de spécimens biologiques (tissus ou cellules) en vue du traitement et de l'utilisation de l'information génétique qu'ils contiennent.

Or, la conservation du matériel biologique humain ne date pas d'aujourd'hui, mais elle ne semblait guère problématique avant que la technologie contemporaine, avec son potentiel phénoménal de traitement, d'exploitation, de partage et de diffusion de l'information, facilite le couplage de ces banques de spécimens avec des banques de données personnelles médicales ou socio-économiques.

#### I.4.1. La collection

En droit français, le terme collection est défini dans la partie législative du Code de la Santé publique, le livre I de la premier partie régissant « la *protection des personnes en matière de santé* » au titre III intitulé « *Médecine prédictive, Identification génétique et recherche génétique* ». Ainsi, l'article L. 1131-4 du Code de la Santé Publique définit le terme « collection » :

☞ *L'article L. 1131-4 du Code de la Santé Publique*

*« Sans préjudice de l'application des dispositions du titre II du présent livre et du chapitre V bis de la loi n° 78-17 du 6 janvier 1978 relative à l'informatique, aux fichiers et aux libertés, nul ne peut se livrer à des prélèvements ayant pour fin de constituer une collection d'échantillons biologiques humains ni utiliser, à cette même fin, des prélèvements déjà réalisés ou leurs dérivés s'il n'a déclaré à l'autorité administrative compétente le projet de collection.*

*Pour l'application du présent article, le terme « collection » désigne la réunion, à des fins de recherche génétique, de prélèvements biologiques effectués sur un groupe de personnes identifiées et sélectionnées en fonction des caractéristiques cliniques ou biologiques d'un ou plusieurs membres du groupe, ainsi que des dérivés de ces prélèvements [...]. »*

Mais, l'article L 1243-2 du Code de la Santé Publique, livre II de la même partie régissant le *« don et utilisation des éléments et produits du corps humain »* n'utilise pas le terme de collection mais fait référence à l'article
L. 1131-4 du Code de la Santé Publique.

☞ *L'article L. 1243-2 du Code de la Santé Publique*

*« Un organisme public ou privé peut, à des fins scientifiques, pour les besoins de ses propres programmes de recherche, assurer la conservation et la transformation de tissus et de cellules issus du corps humain, sous réserve d'en avoir fait la déclaration préalable auprès du ministre chargé de la recherche. [...]*

*La déclaration effectuée en application de l'article L. 1131-4*
*se substitue pour les collections d'échantillons biologiques humains*
*à la déclaration prévue au premier alinéa.* »

L'article L. 1243-2 décrit les conditions à remplir ainsi que les formalités et en particulier la déclaration à effectuer afin « *d'assurer la conservation et la transformation de tissus et de cellules issus du corps humain* ». Il confirme que ladite conservation de tissus et de cellules issus du corps humain par un organisme public ou privé à des fins scientifiques, n'est possible que pour « *les besoins de ses propres programmes de recherche* ». Donc, la collection répond aux besoins du « collectionneur-chercheur », c'est à dire elle est constituée puis utilisée.

### I.4.2. La banque

Une définition explicite du mot banque est apportée dans le glossaire de l'annexe de l'arrêté du 29 décembre 1998 [6]. Une banque de tissus « *désigne une unité, un service, un département d'un établissement public de santé ou un organisme assurant la transformation, la conservation, la distribution et la cession de tissus d'origine humaine* ». La définition concernant les tissus reste pertinente pour d'autres ressources biologiques comme les cellules et les dérivés tels que l'ADN. Les mots conservation, transformation et cession sont également repris dans l'article L. 1243-3 du Code de la Santé Publique ainsi que dans la définition des Centres de Ressources Biologiques (CRB).

☞ *L'article L. 1243-3 du Code de la Santé Publique*

*« Par dérogation aux dispositions de l'article L. 1243-2, tout*
*organisme assurant la conservation et la transformation de tissus et*
*cellules du corps humain en vue principale de leur cession, pour un*
*usage scientifique à un organisme public ou privé qui développe des*
*programmes de recherche, doit être titulaire d'une autorisation*
*spécifique délivrée par le ministre chargé de la recherche. »*

Donc, le mot banque est directement corrélé à des activités de
conservation, de transformation, comme la collection, mais
auxquelles sont adjointes les activités de distribution, de mise à
disposition et de cession. Suivant cette logique, une banque peut
alors être constituée de regroupement de plusieurs collections. Une
telle structure est depuis longtemps encadrée et reconnue pour
d'autres ressources biologiques humaines tels que le lait (lactarium),
le sang (transfusion sanguine et dérivés). En février 1996, le rapport
d'un groupe de travail de l'AP-HP et de l'INSERM [24], a recensé
seize banques au sens strict du terme sur les quarante et une
structures ayant répondu à un questionnaire. Ces banques ne sont
pas très nombreuses sur le territoire français et surtout que leurs
pratiques et les moyens mis en œuvre ne sont pas homogènes.


## II. LES BIOTHÈQUES

En fonction des textes, des intervenants et de leur discipline,
plusieurs termes sont utilisés pour décrire la conservation de
matériels biologiques humains à des fins de recherche : banque de
matériel biologique, banque d'échantillons biologiques humains,
banque de ressources biologiques, banque de prélèvements
biologiques, biothèque, biobanque, collection, centre de ressources
biologiques etc. Une autre notion liée à la conservation du matériel

biologique est celle des données associées dont la dénomination emploie un vocabulaire varié comme base de données, banque de données, fichier automatisé, registre .... C'est l'ensemble de ces banques qui sont regroupées sous la dénomination **biobanque** ou **biothèque**.

### II.1. La définition d'une biothèque

Le Comité Consultatif National d'Éthique (CCNE) choisit le terme générique, les biothèques ou biobanques, pour parler de l'ensemble des lieux de stockage d'ADN ou de produits biologiques pour une utilisation interne de recherche ou pour des activités de cession et de distribution. La définition est la suivante :

*« Les biobanques ou biothèques sont des institutions privées ou publiques qui servent au stockage á long terme d'échantillons en provenance du corps humain et de données d'informations personnelles liées á ces échantillons.*

*Par échantillons humains, on entend les cellules, les tissus, le sang et l'ADN en tant que support de l'information génétique. Les données et informations recouvrent aussi bien les caractéristiques génétiques des personnes que des informations sur leur santé ou mode de vie.*

*La particularité des biobanques réside justement dans ce double caractère : doivent être traitées comme un ensemble les collections, qu'elles concernent le matériel biologique ou les données de l'information en résultant ; et dans la mesure où toute collection peut à un moment donné faire l'objet de recherches génétiques, le régime des biobanques inclut des prescriptions portant sur les recherches génétiques.*

*Un autre aspect fondamental est le traitement informatisé de ces données et informations. Cette méthode de stockage et de traitement des données et des informations ainsi que leur communication électronique permet de les relier et de les transmettre de manière bien plus rapide et efficace que ce n'était autrefois le cas, et a radicalement transformé l'échelle des capacités d'utilisation. »* [22]

Il est nécessaire de distinguer les biothèques créées dans un but médical ou scientifique des autres biothèques. En effet, il existe des biothèques créées à des fins judiciaires, ces activités ont un encadrement juridique spécifique exclu dans ce travail.

## II.2. Le fonctionnement type d'une biothèque [20]

Cette pratique engage trois acteurs majeurs : le donneur, le médecin-préleveur et le collectionneur-utilisateur. La figure n° 1 représente de façon simplifier les trois étapes majeures (la collecte, la conservation et l'utilisation) d'une biothèque.

COLLECTE

Collecte

Prélèvement          Données Patients

- - - - - - - - - - - - - - - - - - - - - - - - - - - - - -

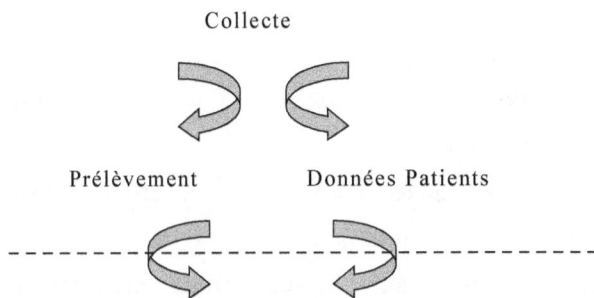

CONSERVATION

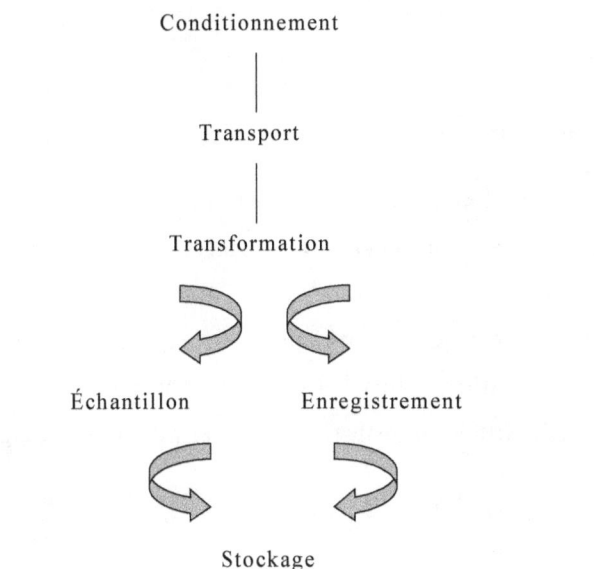

Conditionnement

Transport

Transformation

Échantillon          Enregistrement

Stockage

- - - - - - - - - - - - - - - - - - - - - - - - - - - - - -

UTILISATION

Utilisation primaire

Destruction ou          Utilisation secondaire          Transfert dans
anonymisation          dans même ou autre          la banque
                              lieu

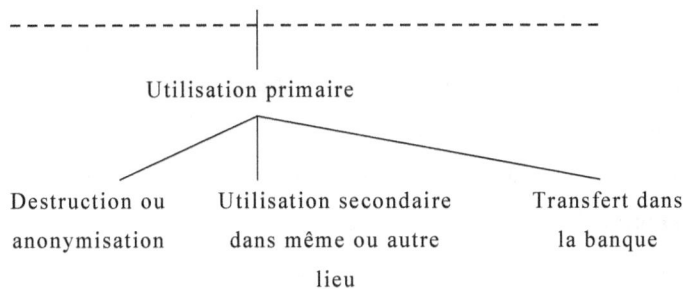

**Figure 1 : les différentes étapes de la vie d'une biothèque**

### II.2.1. La collecte

Pour la collecte, il faut définir la source du prélèvement, la situation de recueil et le type de ressources prélevées. La source du prélèvement peut-être une personne majeure, mineure ou majeure protégée. La situation de recueil englobe les déchets opératoires, les prélèvements médicaux, les autopsies etc. Les types d'échantillons prélevés peuvent être des organes, tissus, cellules produits du corps humain et dérivés ...

### II.2.2. La conservation

Il existe un nombre important de lieux, sources potentielles de matériel biologique pouvant servir à des analyses génétiques. C'est par exemple, les hôpitaux, les laboratoires d'analyses biologiques, d'anatomopathologie etc. Ces biothèques varient considérablement en taille et en organisation. Elles peuvent être à usage exclusif pour l'équipe l'ayant constituée ou à usage mixte de plusieurs équipes de recherche.

### II.2.3. L'utilisation

Il faut définir la finalité d'utilisation pour laquelle les échantillons sont prélevés (médicale, scientifique, judiciaire). Dans le cadre scientifique, les biothèques peuvent se résumer en quatre types de prélèvements :

- sur une personne vivante dans le cadre d'un soin ou d'un diagnostic, l'échantillon fait alors l'objet d'une requalification à finalité scientifique (tube de sang supplémentaire, recueil d'urine ou autres) ;

- sur personne vivante dans le cadre d'une recherche biomédicale ;

- sur personne décédée dans le cadre de don à visée scientifique ;

- sur personne décédée avec don à visée thérapeutique ayant fait l'objet d'une requalification à visée scientifique.

## II.3. 1er exemple : les Centres de Ressources Biologiques [14]

Les Centres de Ressources Biologiques (CRB) englobent l'ensemble des échantillons biologiques humains, microbiologiques, animales et végétales et des bases de données associées.

### II.3.1. La définition d'un Centre de Ressources Biologiques

La définition des Centres de Ressources Biologiques est publiée officiellement par l'OCDE (Organisation de Coopération et de Développement Économique) lors du congrès de Tokyo du 17-18 février 1999 :

*« Les Centres de Ressources Biologiques sont un élément essentiel de l'infrastructure sur laquelle s'appuient les biotechnologies. Ce sont des centres de ressources spécialisées qui acquièrent, valident, étudient et distribuent des collections d'organismes cultivables (cellules microbiennes, végétales, animales et humaines ...), des parties réplicables de ces organismes*

*(génomes, plasmides, banques d'ADNc ...) et d'organismes viables mais non encore cultivables. Les CRB peuvent aussi détenir des échantillons biologiques non renouvelables : tissus, fragments de tissus, sérums etc. La plupart des CRB maintiennent des bases de données qui sont accessibles aux utilisateurs potentiels. Les CRB peuvent être également fournisseurs d'accès à des outils de traitement des données et à des bases de données contenant des informations moléculaires, physiologiques et structurelles sur ces collections, et la bioinformatique qui leur est associé. »* [71].

Un comité consultatif des ressources biologiques a été mis en place en février 2001 avec la mission de développer un réseau national des CRB, d'accompagner les projets, de favoriser la coordination internationale, de créer des liens avec les industries de biotechnologie et de faire des propositions en matière réglementaire. Les caractéristiques particulières de ces CRB ont été détaillées dans la « Charte des Centres de Ressources Biologiques détenant des ressources biologiques humaines » [64] éditée en mars 2001 par le Ministère de la Recherche et de la Technologie. En particulier, il est indiqué dans cette charte que *« les ressources biologiques à visée thérapeutique sont exclues du champ de la charte »*.

Les missions du comité consultatif des centres de ressources biologiques sont multiples. Par exemple, le comité doit mettre en place un processus d'évaluation et d'accréditation des CRB pour constituer le Réseau National des CRB, il veille à l'assurance qualité, à la traçabilité des collections. Il favorise la valorisation des collections par la constitution de consortiums recherche publique -

associations caritatives - industries de biotechnologie. Il fait des propositions au ministre en matière réglementaire et éthique.

### II.3.2. Quelques exemples de Centre de Ressources Biologiques

En 2001, le budget consacré à la mise en place du comité consultatif des ressources biologiques et des CRB est de 25 millions de francs, somme prélevée sur le Fonds de la Recherche et de la Technologie [80]. Depuis 2001, certains projets de recherche ont obtenu des financements grâce à des appels à propositions liés à la notion de CRB. Ils ne peuvent pas pour autant être qualifiés de CRB dans le sens défini par l'OCDE dans la mesure où ils ne répondent pas à tous les critères, à commencer par l'accréditation.

Quelques exemples de Centres de Ressources Biologiques[8] :

✓ *La collection nationale de carcinomes hépatocellulaire* de l'hôpital Beaujon à Paris (responsable : Degos Françoise). Le projet est proposé par le Groupe National Carcinome Hépatocellulaire, crée en 2001, et composé nombreuses personnes (biologistes moléculaires, anatomo-pathologistes, généticiens, hépatologues ...). Ils sont tous impliqués, à des titres divers dans l'étude et la prise en charge du carcinome hépatocellulaire (CHC). Le but de ce projet est de réaliser une collection prospective de cas incidents de CHC. L'utilisation d'une fiche de recueil unique des données cliniques et anatomo-pathologiques permettra l'utilisation de l'ensemble du matériel à des fins

---

[8] http://crb-france.org

de recherche fondamentale et clinique visant à améliorer les conditions de dépistage et de traitement du CHC.

✓ *Les études moléculaires des syndromes lymphoprolifératifs chroniques (LLC typiques et atypiques)* du Centre Hospitalier Universitaire de Caen (responsable : Troussard Xavier). L'objectif principal du projet est la mise en place d'une conservation de cellules lymphoïdes sanguines tumorales de patients présentant une leucémie lymphoïde chronique typique (LLC typique) ou un syndrome lymphoprolifératif chronique atypique (SLPC). Pour chaque patient, les annotations (morphologiques, immunologiques, cytogénétiques et moléculaires) seront validées par un groupe d'experts indépendants. Ces études devraient permettre une meilleure classification des syndromes lymphoprolifératifs grâce à une meilleure compréhension physiopathologique. Cette meilleure classification aura une incidence thérapeutique et devrait permettre d'adapter la chimiothérapie au profil physiopathologique de l'hémopathie.

✓ *Le Centre de Ressources Biologiques cancer bronchiques et mésothélismes pleuraux* du Centre Hospitalier Universitaire de Nancy (responsable : Martinet Nadine). C'est une collection de tumeurs bronchiques avec du tissu sain, des mésotheliomes, et d'ADN sur une population contrôlée de 800 sujets. L'objectif est de décrire les mécanismes rationnels de la chimioprévention des cancers bronchiques par les rétinoides de seconde génération chez les sujets à risque.

Les prélèvements acceptés dans les CRB sont des prélèvements effectués dans le cadre d'un programme scientifique à l'initiative d'un investigateur et validé par le Conseil scientifique du CRB. Dans le cadre des CRB, les dispositions de la loi dite Huriet s'appliquent. Le patient adulte doit délivrer son consentement par écrit après avoir reçu toute l'information nécessaire. L'ensemble du protocole, y compris le document informatif, doit recevoir l'agrément d'un comité consultatif de protection des personnes se prêtant à la recherche biomédicale (CCPPRB).

## II.4. 2ème exemple : les tumorothèques

### II.4.1. La définition d'une tumorothèque

La circulaire DHOS n° 2003-334 du 7 juillet 2003 [25] donne une définition des tumorothèques ou oncothèques. Elles ont pour objet la conservation d'échantillons tumoraux et de tissus sains adaptés aux études moléculaires portant sur l'ADN, l'ARN et les protéines, annotés à cet effet de façon dynamique par des paramètres biologiques et cliniques. Ces échantillons cryopréservés seront utilisés à des fins d'application clinique et de recherche.

### II.4.2. L'état des lieux [1] [79]

Il est fréquemment demandé aux anatomo-pathologistes de constituer et de gérer une collection de spécimens tissulaires normaux ou pathologiques conservés par le froid. Dans les Centres de lutte contre le cancer, cette demande émane principalement de biologistes dont les recherches font souvent appel à du matériel tissulaire congelé. Ceci justifie la constitution de banques de tissus tumoraux ou tumorothèque. Il est tout à fait naturel que cette demande soit adressée aux anatomo-pathologistes. Ils sont en effet, les mieux placés dans la chaîne des prélèvements et les plus aptes à prendre en charge la collection de spécimens tissulaires. Ils ont les compétences requises pour diriger les prélèvements sur les lésions, repérées par leurs altérations macroscopiques, ou microscopiques après analyse sur coupe en congélation. Le rôle de « collecteur de lésions » fait donc partie de la mission des anatomopathologistes. De surcroît, cette activité peut être valorisante pour les anatomo-pathologistes en leur permettant de participer, directement ou indirectement, aux projets de recherche. En dehors de ces considérations, le recours à une tumorothèque est utile aux pathologistes dans leur pratique professionnelle. Un diagnostic peut reposer, à posteriori, sur des analyses complémentaires nécessitant un fragment de tissus congelé pour le dosage des récepteurs hormonaux, des études immunohistochimiques, d'analyses cytogénétique etc.

Un soutien est accordé en 2001-2002 pour la création d'unités de cryopréservation de cellules et tissus tumoraux. Trente quatre sites ont pu faire l'objet d'une aide financière spécifique [65]. Toutefois la montée en charge de nouvelles structures s'avère indispensable tant pour le soin quotidien des malades que la recherche en cancérologie et constitue l'un des objectifs poursuivis dans le cadre du plan national de lutte contre le cancer [32] présenté le 24 mars

2003 par le Président de la République. Le but poursuivi à l'horizon 2007 est une diminution de 20 % de la mortalité par cancer. A cet effet, de grands objectifs de prévention, dépistage, meilleurs soins, promotion de l'accompagnement des patients et meilleure compréhension en vue de découvertes thérapeutiques ont été arrêtés. Le soutien aux tumorothèques hospitalières s'inscrit à l'interface des objectifs du plan cancer « mieux soigner » et « comprendre et découvrir ». Ainsi, un appel à projets 2003-2004 a été lancé et il doit notamment permettre le recrutement de personnels dédiés à la gestion des tumorothèques. Il doit venir conforter des projets sur lesquels les établissements se sont déjà engagés ou souhaiteraient s'engager et qui ont déjà prévu à cet effet la mobilisation de moyens internes [25].

### II.4.3. Les missions d'une tumorothèque

Le matériel biologique fourni par les tumeurs humaines conservées dans les tumorothèques est fondamental pour nourrir la base de données regroupant les paramètres expérimentaux et les annotations. Les tumorothèques ont une double fonction : médicale et de recherche. Elles doivent permettre la réalisation d'analyses moléculaires faites :

- dans l'intérêt des patients en permettant la recherche d'éléments diagnostiques, de facteurs pronostiques et d'éléments prédictifs de la réponse aux traitements ;

- au titre d'une aide à la recherche fondamentale, clinique et épidémiologique en oncologie et oncohématologie.

La congélation des tissus tumoraux est nécessaire à l'extraction des ARN messager, de l'ADN ou des protéines qui feront l'objet d'études. Ces fragments doivent être accompagnés d'une documentation clinique et histopathologique la plus exhaustive possible. Ils sont congelés selon les recommandations rigoureuses publiées de l'ANAES [81]. Les études entreprises en cancérologie à partir de ces tissus découlent d'une part de la connaissance récente du génome humain et d'autre part du développement des techniques de biologie moléculaire. Selon le Professeur Mosnier [76], responsable de la tumorothèque de Nantes, le retour sur investissement devrait être le développement de tests diagnostiques simples et de thérapeutiques efficaces dirigés spécifiquement contre les gènes ou les protéines régulant les différents processus du cancer. Pour les applications de recherche, la mise en place d'un système d'information national réunissant les tumorothèques dans un même réseau, est fondamentale.

### II.4.4. Quelques exemples de tumorothèque

#### II.4.4.1. Les tumorothèques non médicales [1]

Les tumorothèques contenant des tumeurs et états pré-tumoraux prélevés à partir de modèles murins, construits par les techniques actuelles de génie génétique, demandent à être développées. Ces modèles sont basés sur des gènes critiques pour l'oncogénèse humaine et tentent d'en reproduire les différentes étapes. De la même façon, les modèles cellulaires basés sur ces stratégies de génomique fonctionnelle fondamentale comme l'expression forcée, l'inactivation physique ou fonctionnelle méritent d'être conservés.

Ces échantillons doivent être annotés de façon précise et standardisés. Ils doivent répondre aux mêmes exigences de qualité que ceux exigées pour les tumeurs humaines. Ils peuvent faire l'objet d'étude de génomique descriptive et sont d'un apport important pour l'interprétation des données de génomique descriptive portant sur les tumeurs humaines. Il n'existe pas actuellement de tumorothèques portant sur des modèles murins développées à une échelle significative.

### II.4.4.2. Les tumorothèques médicales

Quelques exemples de banques de tumeurs dans le monde.

- ✓ *National prostate tumor bank* en Australie [44], les données cliniques et épidémiologiques seront rassemblées et coordonnées sur une base nationale. La banque nationale fonctionnera comme banque virtuelle avec un certain nombre de dépôts autour de l'Australie. La base de données sera accessible aux chercheurs par l'intermédiaire d'un site internet.

- ✓ *Tumour bank post Chernobyl thyroid cancer* [82]. Suite à l'accident nucléaire de Tchernobyl en 1986, il a eu une importante augmentation de l'incidence de carcinome thyroïde parmi les enfants exposés à des niveaux élevés de radioactivité. Cette augmentation a été notée environ 4 ans après l'accident et continue. Les connaissances des conséquences médicales de cet accident doivent être utile pour l'humanité, pour savoir répondre si nécessaire à de futurs accidents nucléaires. En conséquence, les gouvernements des trois états touchés par l'accident (la

Bélarusse, la Fédération de Russe et l'Ukraine), se sont joints à l'Institut National de Cancer des Etats-Unis, à la base commémorative de santé de Sasakawa du Japon, et à l'OMS pour créer une banque de tumeur de la thyroïde dans chacun des trois pays. Cette banque prépare les acides nucléiques à partir de la tumeur et du tissu normal, pour être disponibles pour des études menées par des groupes intéressés au rayonnement ou à la carcinogenèse thyroïde. Le projet est coordonné par un centre à Cambridge au Royaume Uni. Ce matériel est une ressource importante d'un grand nombre de tumeurs d'un type défini, directement en relation à l'exposition à un agent mutagène connu à un temps connu.

✓ *Réseau de banques de tissus et de données pour les cancers du sein et de l'ovaire* au Canada [27], ce réseau sert pour la recherche médicale, le traitement hospitalier et la chirurgie.

En France, malgré des efforts récents, la mise en œuvre des tumorothèques reste très imparfaite sur quatre points :

- l'exhaustivité : les tumorothèques existantes sont le fruit d'initiatives individuelles non concertées menées essentiellement par principalement par des anatomo-pathologistes, des hématologistes des Centres Hospitaliers Universitaires ou des Centres de lutte contre le cancer et dans une moindre mesure par des chercheurs travaillant le plus souvent dans un contexte réglementaire mal défini. Ces tumorothèques ne concernent qu'une très faible proportion de patients, probablement moins de 1 %, avec des exceptions notables pour certaines tumeurs rares dont les leucémies aiguës. Il est très rare que les tumeurs primitives et les métastases survenant chez les mêmes patients soient conservées. Les sérums sont rarement conservés ou sont conservés sans que la tumeur correspondante le soit.

- la qualité : des études récentes rétrospectives pratiquées dans le cadre du programme « cartes d'identité moléculaires des tumeurs »[9], montrent que moins de 50 % des échantillons sont conservés dans des conditions permettant une analyse correcte des ARN. La qualité toutefois varie de façon considérable selon les sites de stockage suggérant que l'adoption de procédures adaptées puisse améliorer la situation de façon notable.

- l'annotation : les annotations actuelles ne sont pas standardisées et sont recueillies généralement au coup par coup. La liaison avec le dossier médical n'est pas réalisée. Les démarches actuelles d'annotations demandent à être coordonnées à un niveau national, afin d'autoriser la construction d'un réseau adapté à la recherche.

- la réglementation : le contexte réglementaire complexe est mal connu et probablement encore sujet à discussions.

La commercialisation des biothèques stockant des échantillons biologiques humains doit prendre en compte, d'une part, le respect de la volonté du participant à la recherche, la protection et la

---

[9] http://www2.ligue-cancer.asso.fr/cit

confidentialité des données génétiques appartenant au donneur, et d'autre part, la pression économique exercée par les enjeux commerciaux entourant les banques d'ADN. Que ce soit à l'échelle internationale ou nationale, des balises ont été mises en place pour encadrer adéquatement le développement de la génétique humaine et s'assurer que personne ne souffrira des dérives toujours possibles dans ce domaine, tout en gardant la porte ouverte aux avantages inhérents aux progrès de la recherche. En France, d'un point de vue juridique, les activités de constitution, de conservation et d'utilisation des collections dépendent de nombreuses lois, décrets et arrêtés. Cet ensemble complexe, par son champ d'application propre, tente de réguler la protection de la personne dans son intégrité physique, sa vie privée et d'attribuer un statut au corps et de répondre à la question suivante : l'individu est-il propriétaire de son corps ?

# III. LE RESPECT DU CORPS HUMAIN, DES ÉLÉMENTS ET DES PRODUITS DU CORPS HUMAIN

## III.1. Le statut juridique du corps humain

### III.1.1. Les différents éléments du corps humain [8] [20] [73]

#### III.1.1.1. Un terme générique : l'échantillon

L'acte de prélèvement est un moment majeur préalable à l'existence de l'échantillon, son encadrement est différent suivant :
- la finalité pour laquelle les échantillons sont prélevés (médicale, scientifique, judiciaire) ;

- la source de prélèvement (personne majeure, mineure, majeure protégée, personne vivante, personne décédée, fœtus ...) ;
- les situations de recueil (résidus d'exérèse opératoire, requalification de prélèvement médical, autopsie, recherche biomédicale ...) ;

- le type de ressources prélevées (organes, tissus, cellules, produits du corps humains et dérivés ...).

#### III.1.1.2. Les organes

Il n'y a pas de définition précise ni de liste de ce qu'est un organe. Toutefois la moelle osseuse, tissu hématopoïétique, est assimilée à un organe (article L 1235-2 du Code de la Santé Publique), sauf dérogation particulière compte tenu de son caractère régénérable.

### III.1.1.3. Le sang et les liquides biologiques

Le sang est envisagé à part dans les articles L. 1221 et suivants du Code de la Santé Publique, mais uniquement en tant que prélèvement effectué chez le vivant, et ceci à visée transfusionnelle, ou pour d'autres objectifs thérapeutiques à partir des produits dérivés du sang. A aucun moment, il n'y a de textes relatifs aux prélèvements de sang sur cadavre, même silence des textes pour les urines et le liquide céphalorachidien.

### III.1.1.4. Les tissus

Ils sont définis dans l'arrêté du 1er avril 1997 [5] du Ministère du travail et des affaires sociales comme étant : *« Les éléments prélevés sur le corps humain que sont notamment la cornée, les os, les éléments de l'appareil locomoteur, les valves cardiaques, les vaisseaux (artères et veines), la peau, les chaînes ossiculo-tympaniques, les tissus endocriniens selon la réglementation applicable »*. Ces tissus répondent aux principes généraux de la loi du 29 juillet 1994 [58], c'est à dire un consentement préalable et révocable à tout moment du donneur.

Certains tissus échappent à cette loi, ceux appartenant à la liste des produits du corps humain fixée par le décret n° 95-904 du 4 août 1995 en Conseil d'état et qui sont les phanères : *« les cheveux, les ongles, les poils, les dents »* (article L.1211-8 Code de la Santé Publique).

III.1.1.5. Les « résidus opératoires » et les « déchets opératoires »

Dans le même arrêté [5], les *« résidus opératoires »* sont définis comme : *« tissus, cellules et produits humains recueillis à l'occasion des interventions médicales lorsqu'ils sont conservés en vue d'une utilisation ultérieure ».* L'article L. 1245-2 du Code de la Santé Publique définit les *« déchets opératoires »* comme *« les tissus, cellules et produits humains prélevés à l'occasion d'une intervention médicale et le placenta, lorsqu'ils sont conservés en vue d'une utilisation ultérieure, sont soumis aux seules dispositions de l'article L. 1211 –3 à L. 1211-9 ».* Ceci veut dire qu'ils ne sont pas soumis à l'article L. 1211-2 qui stipule que *« le prélèvement d'éléments du corps humain et la collecte de ses produits ne peuvent être pratiqués sans le consentement préalable du donneur. Ce consentement est révocable à tout moment ».* Il y a par contre obligation de *« ne pas faire de publicité, d'assurer la gratuité du don, de préserver l'anonymat du donneur, sauf nécessité thérapeutique, et de respecter les règles de sécurité sanitaire »* (article L. 1211-3 à L. 1211-6).

### III.1.2. La définition du corps humain pour le juriste [62] [73]

Il a fallu attendre 1994 pour que le corps humain soit sujet à une législation d'ensemble avec la loi bioéthique [57] en introduisant l'article 16 du Code Civil et suivants. Il existait trois grandes difficultés. Premièrement, la nature juridique introuvable du corps humain. Toutes les opinions sont émises avec trois grandes visions :

le corps humain = personne = chose = chose pas comme les autres, chose sacrée en raison du lien avec la personne.

Deuxièmement, l'argument politico-juridique, le corps humain est placé au cœur de multiples conflits d'intérêt difficiles à trancher. Le conflit entre l'état et l'individu, l'état a parfois recours à des mesures portant atteinte à l'intégrité physique. Le conflit entre la science et le droit, les progrès de la recherche et les exigences de solidarité sociale conduisent à appréhender le corps comme une chose, tout ceci entraîne les difficultés en face desquelles se trouve le législateur. Il doit respecter le corps humain au nom de la dignité de la personne mais ne doit empiéter sur l'état et la médecine. En 1994, le législateur a élaboré une sorte de pacte social sur l'utilisation du corps humain à des fins médicales. Ces dispositions constituent une source de protection contre les atteintes portées par les tiers. Troisièmement, légiférer sur le corps humain conduit nécessairement à fixer la mesure de la liberté que chaque individu a sur son corps.

En dépit de toutes ces difficultés, le législateur a élaboré un véritable statut du corps humain. Il a consacré l'existence d'un droit subjectif sur le corps « *chacun a droit au respect de son propre corps* ». L'esprit de ces lois revient à affirmer un lien très fort entre la personne et son corps. Le législateur a doté le corps humain d'un statut de protection dont l'objectif est double : il peut être tout d'abord protégé contre la personne et ensuite contre une tiers personne.

### III.1.3. Le corps humain et la personne : un statut d'exception [16] [62] [73] [75]

La question est de savoir : quelle est la portée de la liberté de la personne sur son propre corps ?. Selon l'article 16-1 du Code Civil *« le corps humain, ses éléments ne peuvent faire l'objet du droit patrimonial »*, c'est le principe de non patrimonialité du corps humain. Ce principe complète un autre principe, celui d'indisponibilité du corps humain.

#### III.1.3.1. L'indisponibilité du corps

Question d'autant plus importante que le droit civil a longtemps nié l'existence du corps humain. La doctrine juridique, quant à elle, est quasiment unanime pour affirmer que le corps n'est pas seulement matière. Le corps est rattaché à la personne, ne serait ce que parce que l'individu ne saurait exister abstraitement. La catégorie juridique des personnes physiques ne peut exister que si l'abstraction, la personne, est rattachée à un corps physique. Le corps est donc la matière unie à la personne. Le corps et la personne forment la personne physique. Le corps n'existe donc pas en soi pour le droit civil, il est indissociable de la personne. Il est le *« substratum de la personne »* selon Jean Carbonnier [18] parce qu'il est la personne elle même, le corps échappe au monde des objets, au droit des choses même vivantes. Il a, en quelque manière, un caractère sacré.

En terme juridique, l'indisponibilité est l'état d'un bien, d'un droit ou d'une action qui échappe au libre pouvoir de la volonté individuelle par interdiction ou restriction du droit d'en disposer [42]. Depuis la loi n° 94-653 du 29 juillet 1994 relative à la bioéthique, le Code Civil reconnaît le corps humain en tant que tel. Cette loi a entraîné la modification et la création d'articles dans le Code Civil (article 16) mais aussi pénal. Le principe d'indisponibilité s'oppose à toute convention donc tout contrat ayant pour objet le corps humain [62].

# CODE CIVIL

## Chapitre II : Du respect du corps humain

### Article 16
*(Loi n° 75-596 du 9 juillet 1975 art. 6 JO du 10 juillet 1975)*
*(inséré par Loi n° 94-653 du 29 juillet 1994 art. 1 I, II, art. 2 JO du 30 juillet 1994)*
La loi assure la primauté de la personne, interdit toute atteinte à la dignité de celle-ci et garantit le respect de l'être humain dès le commencement de sa vie.

### Article 16-1
*(inséré par Loi n° 94-653 du 29 juillet 1994 art. 1 I, II, art. 3 JO du 30 juillet 1994)*
Chacun a droit au respect de son corps.
Le corps humain est inviolable.
Le corps humain, ses éléments et ses produits ne peuvent faire l'objet d'un droit patrimonial.

### Article 16-2
*(inséré par Loi n° 94-653 du 29 juillet 1994 art. 1 I, II, art. 3 JO du 30 juillet 1994)*
Le juge peut prescrire toutes mesures propres à empêcher ou faire cesser une atteinte illicite au corps humain ou des agissements illicites portant sur des éléments ou des produits de celui-ci.

### Article 16-3
*(Loi n° 94-653 du 29 juillet 1994 art. 1 I, II, art. 3 JO du 30 juillet 1994)*
*(Loi n° 99-641 du 27 juillet 1999 art. 70 JO du 28 juillet 1999 en vigueur le 1er janvier 2000)*
Il ne peut être porté atteinte à l'intégrité du corps humain qu'en cas de nécessité médicale pour la personne.
Le consentement de l'intéressé doit être recueilli préalablement hors le cas où son état rend nécessaire une intervention thérapeutique à laquelle il n'est pas à même de consentir.

### Article 16-4
*(inséré par Loi n° 94-653 du 29 juillet 1994 art. 1 I, II, art. 3 JO du 30 juillet 1994)*
Nul ne peut porter atteinte à l'intégrité de l'espèce humaine.
Toute pratique eugénique tendant à l'organisation de la sélection des personnes est interdite.
Sans préjudice des recherches tendant à la prévention et au traitement des maladies génétiques, aucune transformation ne peut être apportée aux caractères génétiques dans le but de modifier la descendance de la personne.

### Article 16-5
*(inséré par Loi n° 94-653 du 29 juillet 1994 art. 1 I, II, art. 3 JO du 30 juillet 1994)*
Les conventions ayant pour effet de conférer une valeur patrimoniale au corps humain, à ses éléments ou à ses produits sont nulles.

### Article 16-6
*(inséré par Loi n° 94-653 du 29 juillet 1994 art. 1 I, II, art. 3 JO du 30 juillet 1994)*
Aucune rémunération ne peut être allouée à celui qui se prête à une expérimentation sur sa personne, au prélèvement d'éléments de son corps ou à la collecte de produits de celui-ci.

### Article 16-7
*(inséré par Loi n° 94-653 du 29 juillet 1994 art. 1 I, II, art. 3 JO du 30 juillet 1994)*
Toute convention portant sur la procréation ou la gestation pour le compte d'autrui est nulle.

### Article 16-8
*(inséré par Loi n° 94-653 du 29 juillet 1994 art. 1 I, II, art. 3 JO du 30 juillet 1994)*
Aucune information permettant d'identifier à la fois celui qui a fait don d'un élément ou d'un produit de son corps et celui qui l'a reçu ne peut être divulguée. Le donneur ne peut connaître l'identité du receveur ni le receveur celle du donneur.
En cas de nécessité thérapeutique, seuls les médecins du donneur et du receveur peuvent avoir accès aux informations permettant l'identification de ceux-ci.

### Article 16-9
*(inséré par Loi n° 94-653 du 29 juillet 1994 art. 1 I, II, art. 3 JO du 30 juillet 1994)*
Les dispositions du présent chapitre sont d'ordre public.

## Figure 2 : les articles 16 du Code Civil

### III.1.3.2. La non patrimonialité du corps humain [62] [75]

Le principe de non patrimonialité est qu'il est interdit par la loi d'user de son corps humain, de ses éléments et de ses produits à titre onéreux. Aujourd'hui, la personne dispose sur son corps d'une liberté relative et d'une liberté surveillée. Cependant, certains actes relatifs au corps humain sont licites, c'est à dire ils sont autorisés par la loi comme les lois de 1975 [54] et 2001 [3] apportant des exceptions à l'interruption volontaire de grossesse. L'interruption volontaire de grossesse est licite quand elle est pratiquée à la demande de la mère se trouvant dans une situation de détresse, jusqu'à la $12^{ème}$ semaine de conception. L'existence de l'état de détresse est laissée à l'appréciation de la mère. L'interruption volontaire de grossesse est admise quand elle est pratiquée pour motif médical sans conditions de délais.

En ce qui concerne les actes accomplis dans l'intérêt d'autrui, la coutume admet la licéité de conventions lorsque les éléments du corps humain sont régénérables, par exemple quand la nourrice donne son lait. Toute une catégorie d'actes est licite car leur but est le maintien de la vie d'autrui, comme le don de sang, le don d'organes. Le don d'organes est régi par une loi du 22/12/1976 modifiée en 1994 [58]. Lorsque la personne accepte de donner un de ses organes, la convention doit remplir certaines conditions : il faut que la personne qui accepte ait été informée sur les risques de l'opération, que le contexte soit un contexte familial, que le don et la greffe ait un intérêt thérapeutique pour la personne qui va en bénéficier. En vue d'aider autrui à procréer, la loi admet le fait pour une personne de disposer à titre gratuit de ses facultés procréatrices au profit d'autrui en vue d'une assistance médicale à procréation. Il peut s'agir d'un don de gamètes, cellules reproductrices sexuelles, spermatozoïdes ou ovules, les conditions de don de gamètes étant extrêmement rigoureuses. La loi admet aussi le don d'embryon. C'est le cas d'un couple ayant eu recours à la procréation médicalement assistée par fécondation d'embryon in vitro. Il reste donc des embryons surnuméraires et ce sont eux qui vont pouvoir faire l'objet d'un don.

### III.1.4. Le corps humain et les tiers : le principe d'inviolabilité

L'article 16-1 du Code Civil interdit au tiers de porter atteinte à l'intégrité physique d'une personne. <u>Le corps humain est inviolable</u>. Le principe d'inviolabilité du corps humain est qu'aucune atteinte corporelle ne peut être portée à une personne contre ou sans son consentement, sinon l'auteur de l'atteinte s'expose à une sanction civile et très souvent pénale. Il faut noter que la loi est assez ambiguë concernant la protection de l'embryon : inviolable ou pas ? Il y a une incertitude sur la question juridique de la nature de l'embryon. Le droit pénal a de tout temps sanctionné toutes les atteintes infligées à l'intégrité physique de la personne. La loi du 29 juillet 1994 [57] modifie le Code Pénal et institue des infractions nouvelles visant la protection par rapport aux atteintes faites sur le corps humain :

- *les articles 511-2 et 511-3 du Code Pénal* : le fait d'obtenir d'une personne l'un de ses organes contre un paiement y compris si cela vient d'un pays étranger, et le fait de prélever un organe sur une personne vivante majeure sans son consentement est puni de :

    ✎ 7 ans d'emprisonnement et 100 000 € d'amende

- *les articles 511-4 et 511-5 du Code Pénal* : le fait d'obtenir d'une personne le prélèvement de tissus, de cellules ou de produits de son corps contre un paiement, le fait de prélever un tissu ou des cellules ou de collecter un produits sur une personne vivante majeure sans consentement est puni de :

    ✎ 5 ans d'emprisonnement et 75 000 € d'amende

Enfin, ce dispositif est complété par l'article L. 1271-2 du Code de la Santé Publique qui dispose que le fait de prélever ou de tenter de prélever du sang sur une personne vivante sans qu'elle ait exprimé son consentement est puni de 5 ans d'emprisonnement et de 150 000 € d'amende. En conclusion, le corps humain est inviolable. Aucun atteinte corporelle ne peut être portée à une personne contre ou sans son consentement, sinon l'auteur de l'atteinte s'expose à une sanction civile et pénale.

## III.2. Le statut juridique du consentement [75] [83]

Pour aborder le statut juridique du consentement, il est nécessaire de développer les problèmes techniques et juridiques liés au recueil du consentement éclairé, et donc à la preuve d'une bonne information.

### III.2.1. La distinction entre l'information et le consentement [19]

Juridiquement, le consentement est formé par la rencontre d'un accord de volonté entre le patient et le médecin. Schématiquement, il manifeste l'acquiescement aux conditions de contrat de soins formé par la rencontre de l'offre de soins et de la demande de soins. En pratique, le consentement éclairé est un consentement émis oralement ou par écrit, expressément ou facilement, après que le patient ait reçu une information qu'il a comprise. L'information, quant à elle, précède naturellement l'émission du consentement. Elle détaille la partie technique des termes du contrat. L'information doit porter sur les éléments avant, pendant et après l'intervention ou le traitement envisagé, dans la mesure où il faut que l'information fasse partie de l'acte de soin dans le cadre de la relation médecin-malade. Selon Pierre Sargos, rapporteur auprès de la Cour de Cassation, l'information doit porter sur plusieurs éléments : l'état du patient, son évolution prévisible et les investigations et soins nécessités, la nature exacte et les conséquences de la thérapeutique proposée et les alternatives thérapeutiques éventuelles. Selon l'article 35 du Code de déontologie médicale, « *le médecin doit à la personne qu'il examine, qu'il soigne ou qu'il conseille, une information loyale, claire et appropriée sur son état »*. Il existe une exception légale au devoir d'information, c'est l'urgence.

Les notions d'information et de consentement sont donc distinctes mais en réalité indissociables en ce sens que, pour être réputé valable, un consentement doit être éclairé, l'éclairage étant précisément apporté par l'information.

### III.2.2. Les sources du consentement [66] [67] [75]

Sans être exhaustif, certaines lois ou certains décrets s'appliquent pour le consentement.

#### III.2.2.1. Les lois de bioéthique du 29 juillet 1994

La loi n° 94-653 du 29 juillet 1994 relative au respect du corps humain [57] :

> - *« Il ne peut être porté atteinte à l'intégrité du corps humain qu'en cas de nécessité médicale pour la personne. Le consentement de l'intéressé doit être recueilli préalablement hors le cas où son état rend nécessaire une intervention thérapeutique à laquelle il n'est pas à même de consentir »* (article 16-3 du Code Civil) ;

> - *« Le consentement de la personne doit être recueilli préalablement à la réalisation de l'étude génétique de ses caractéristiques, à des fins médicales ou de recherche scientifique »* (article 16-10 du Code Civil).

Concernant la loi n° 94-654 du 29 juillet 1994 relative au don et à l'utilisation des éléments et produits du corps humain, à l'assistance médicale à la procréation et au diagnostic prénatal [56], le consentement éclairé du donneur est l'objet de nombreux articles.

### III.2.2.2. L'article 4 de la Charte du patient hospitalisé en 1995

L'annexe à la circulaire du 6 mai 1995, reprend les grandes lignes des lois de bioéthique dans la Charte du patient hospitalisé [67].

*« Aucun acte médical ne peut être pratiqué sans le consentement du patient (...). Il doit être éclairé, c'est à dire que le patient doit avoir été préalablement informé des actes qu'il va subir, des risques normalement prévisibles en l'état des connaissances scientifiques et des conséquences que ceux-ci pourraient entraîner. »*

### III.2.2.3. Le code de déontologie médicale de 1995

Dans le décret du 6 septembre 1995, cinq articles se rapportent à l'information et au consentement :

- l'article 34 : clarté indispensable et compréhension des prescriptions ;

- l'article 35 : devoir d'une information loyale, claire et appropriée à l'état de la personne examinée, *« sauf raison légitime appréciée en conscience par le praticien »* ;

- l'article 36 : consentement de la personne examinée ou soignée recherché obligatoirement, « *sauf si incapable d'exprimer sa volonté, urgence, proches non joignables* » ;

- l'article 41 : pas d'intervention mutilante sans information et consentement ;

- l'article 42 : cas des patients mineurs ou légalement incapables. Il faudra toujours tenir compte de leur avis, mais le consentement est obtenu des parents ou du représentant légal.

III.2.2.4. La convention européenne sur les droits de l'homme et la biomédecine en 1997 [40]

Adoptée par les Etats membres du Conseil de l'Europe en novembre 1996, les autres Etats de la Communauté Européenne signataires à Oviedo le 4 avril 1997, le consentement y est traité dans les articles 5 à 9 : « *Aucune intervention en matière de santé ne peut être effectuée sur une personne sans son consentement libre et éclairé. La personne concernée peut, à tout moment, librement retirer son consentement.* ». La règle générale est de ne pas autoriser d'intervention dans le domaine de la santé sans consentement libre et éclairé préalable.

Par rapport aux lois françaises, l'article 9 prend en compte les souhaits qu'un patient aurait préalablement exprimé au sujet d'une intervention médicale et qui, au moment de celle-ci, n'est pas en état d'exprimer sa volonté. Dans le chapitre consacré à la recherche scientifique, la règle du consentement écrit et librement retirable est rappelée (article 16) ainsi que le cas des personnes n'ayant pas la capacité de consentir à une recherche (article 17).

III.2.2.5. La loi n° 2002-303 du 4 mars 2002 relative aux droits des malades et qualité du système de santé

La loi du 4 mars 2002 [60] a repris les décisions du Conseil d'État et de la Cour de Cassation. Cette loi traite de la communication avec le patient en abordant l'information, le consentement avec l'article L. 1111-4 du Code de la Santé Publique, et le libre accès au dossier médical. La transparence de la relation médecin-patient est fondée sur la communication, rappelant que le secret médical n'est pas opposable au patient et que le médecin doit, sauf exception précisée par le code de déontologie, à son patient une information claire loyale et appropriée à son état.

☞ *L'article L. 1111-4 du Code de la Santé Publique*

*« Toute personne prend, avec le professionnel de santé et compte tenu des informations et des préconisations qu'il lui fournit, les décisions concernant sa santé.*

*Le médecin doit respecter la volonté de la personne après l'avoir informée des conséquences de ses choix. Si la volonté de la personne de refuser ou d'interrompre un traitement met sa vie en danger, le médecin doit tout mettre en oeuvre pour la convaincre d'accepter les soins indispensables.*

*Aucun acte médical ni aucun traitement ne peut être pratiqué sans le consentement libre et éclairé de la personne et ce consentement peut être retiré à tout moment.*

*Lorsque la personne est hors d'état d'exprimer sa volonté, aucune intervention ou investigation ne peut être réalisée, sauf urgence ou impossibilité, sans que la personne de confiance prévue à l'article L. 1111-6, ou la famille, ou à défaut, un de ses proches ait été consulté. [...]* »

### III.2.3. Le fondement du consentement [66] [83]

III.2.3.1. La responsabilité médicale en médecine libérale

Jusqu'en 1936, la relation médecin-malade était considérée comme une simple rencontre entre deux particuliers et référencé par deux articles du Code Civil :

- l'article 1382 (1804) : « *tout fait quelconque de l'homme qui a causé à autrui un dommage, oblige celui par la faute duquel il est arrivé à la réparer* » ;

- l'article 1383 (1804) : « *chacun est responsable du dommage qu'il a causé non seulement par son fait, mais encore par sa négligence ou son imprudence* ».

Il faut attendre l'arrêt de la Chambre civile de la Cour de Cassation du 20 mai 1936, dit arrêt Mercier, pour que l'accident médical soit traité dans un cadre contractuel : « *il se forme entre le médecin et son client un véritable contrat comportant, pour le praticien, l'engagement, sinon bien évidemment de guérir le malade (ce qui n'a d'ailleurs jamais été allégué) du moins de lui donner des soins non pas quelconques, mais consciencieux, attentifs et, réserve faite des circonstances exceptionnelles, conformes aux données acquises de la science [...] ».* Ceci implique que la responsabilité du médecin n'est plus engagée en termes de résultats mais seulement en termes de moyens mis en œuvre pour soigner son patient.

### III.2.3.2. La responsabilité médicale en hôpital public [67]

Il n'y a plus de relation contractuelle dans ce cadre, c'est à dire que les patients hospitalisés sont des usagers du service public. Cependant, ceci ne veut pas dire qu'il ne faut pas tenir compte de l'avis des patients : la règle du consentement éclairé est en effet réaffirmée par la Charte du patient hospitalisé.

### III.2.4. Le revirement de la jurisprudence [17] [83]

#### III.2.4.1. La jurisprudence judiciaire

Depuis 1951, la jurisprudence adoptait, comme principe, que la charge de la preuve incombait au patient. Le soigné devait démontrer que l'acte médical avait été pratiqué en l'absence de son consentement. Un revirement important vient se produire par 3 arrêtés[10] : l'arrêté du 25 février 1997 , l'arrêté du 14 octobre 1997 et l'arrêté du 14 octobre 1998.

Dans un premier temps, le 25 février 1997, un magistrat de la Cour de Cassation a cassé et annulé le jugement d'une Cour d'Appel concernant une coloscopie avec ablation de polype à la suite de

---

[10]http://www.legifrance.gouv.fr

laquelle le patient, Mr Hédreul, avait présenté une perforation intestinale. La Cour d'appel avait débouté le patient en estimant que celui-ci devait apporter la preuve que le médecin ne l'avait pas averti de ce risque de complication, suivant en cela une jurisprudence constante depuis l'arrêt Mercier de 1936. La Cour de cassation, dans son arrêt, affirme au contraire que le médecin est tenu à une obligation particulière d'information vis-à-vis de son patient et qu'il lui incombe de prouver qu'il a exécuté cette obligation.

☞ *La Cour de Cassation, audience publique du 25 février 1997*

*« Attendu qu'à l'occasion d'une coloscopie avec ablation d'un polype réalisée par le docteur Cousin, M. Hédreul a subi une perforation intestinale ; qu'au soutien de son action contre ce médecin, M. Hédreul a fait valoir qu'il ne l'avait pas informé du risque de perforation au cours d'une telle intervention ; que la cour d'appel a écarté ce moyen et débouté M. Hédreul de son action au motif qu'il lui appartenait de rapporter la preuve de ce que le praticien ne l'avait pas averti de ce risque, ce qu'il ne faisait pas dès lors qu'il ne produisait aux débats aucun élément accréditant sa thèse ;*

*Attendu qu'en statuant ainsi, alors que le médecin est tenu d'une obligation particulière d'information vis-à-vis de son patient et qu'il lui incombe de prouver qu'il a exécuté cette obligation, la cour d'appel a violé le texte susvisé.»*

Néanmoins, il faut noter que les modalités de la preuve restent libres. En effet, selon l'arrêt du 14 octobre 1997 de la Cour de Cassation, la preuve de l'information peut être faite par tous les moyens, hormis les cas où une disposition légale spéciale impose un mode de preuve particulier, dans ce cas, il s'agira alors d'un écrit.

☞ *La Cour de Cassation, audience publique du 14 octobre 1997*

*« Attendu que Geneviève X..., née en 1957, a eu un enfant en 1977 et que, ne pouvant en avoir un second, elle a subi, notamment à partir de 1982, des examens, bilans hormonaux et traitements qui n'ont pas eu de résultats ; que son médecin gynécologue, Mme Y..., lui a proposé de procéder à une coelioscopie destinée à rechercher si elle ne présentait pas une étiologie ovarienne expliquant sa stérilité ; qu'au cours de cette intervention, réalisée en mars 1983 par le docteur Rouvière, un anesthésiste et en présence de Mme Y..., est survenue une embolie gazeuse mortelle par migration du gaz d'insufflation dans les vaisseaux cérébraux ; que l'arrêt confirmatif attaqué (Rennes, 31 mai 1995) a débouté le mari et le fils de la défunte de leur action engagée en 1992 contre Mme Y..., à laquelle ils reprochaient un défaut d'information sur le risque d'embolie gazeuse lors d'une coelioscopie ; [...]*

*Mais attendu que s'il est exact que le médecin a la charge de prouver qu'il a bien donné à son patient une information loyale, claire et appropriée sur les risques des investigations ou soins qu'il lui propose de façon à lui permettre d'y donner un consentement ou un refus éclairé, et si ce devoir d'information pèse aussi bien sur le médecin prescripteur que sur celui qui réalise la prescription, la preuve de cette information peut être faite par tous moyens ; que, par motifs propres et adoptés, la cour d'appel a constaté qu'il résultait des pièces produites que Geneviève X..., qui exerçait la profession de laborantine titulaire dans le centre hospitalier où avait eu lieu la coelioscopie, avait eu divers entretiens avec son médecin, pris sa décision après un temps de réflexion très long et manifesté de l'hésitation et de l'anxiété avant l'opération ; que c'est dans l'exercice de son pouvoir souverain d'appréciation, que la juridiction du second degré a retenu que cet ensemble de présomptions, au sens de l'article 1353 du Code civil, démontrait que Mme Y... avait informé sa patiente du risque grave d'embolie gazeuse inhérent à la coelioscopie ; qu'ainsi, et abstraction faite des motifs critiqués par les 1, 2, 6 et 7 branches du moyen, l'arrêt est légalement justifié. »*

Enfin, le troisième arrêté du 7 octobre 1998 expose que le médecin doit informer le malade *« des risques graves afférents aux investigations et soins proposés »* et qu'il n'est pas dispensé de cette obligation *« par le seul fait que ces risques ne se réalisent qu'exceptionnellement ».*

☞ *La Cour de Cassation, audience publique du 7 octobre 1998*

*« Attendu que, victime le 3 avril 1985 d'une chute lui ayant causé une fracture de la deuxième vertèbre lombaire, Mme X... a, en raison d'une cyphose lombaire persistante, subi le 3 février 1987, dans la matinée, une intervention, pratiquée par M. Y..., chirurgien à la Clinique du Parc, consistant en la mise en place d'un cadre de Hartchild ; que dans un deuxième temps cette intervention devait être suivie d'une greffe vertébrale ; que, dans l'après-midi, des troubles de l'oeil gauche se sont manifestés ; que, dès qu'il a été*

*averti, M. Y... est venu au chevet de Mme X..., a modifié la*
*thérapeutique prescrite et a organisé une consultation*
*ophtalmologique en urgence ; que le diagnostic de thrombose du*
*sinus caverneux a été confirmé ; que cette affection a eu pour*
*conséquence la perte fonctionnelle définitive de l'oeil ;*
*qu'invoquant une faute médicale dans la surveillance post-*
*opératoire de la part de l'anesthésiste M. Z..., du chirurgien, ainsi*
*que du personnel de la clinique qui n'aurait pas provoqué*
*l'intervention immédiate de M. Y... ou de toute autre personne*
*qualifiée, Mme X... a recherché leur responsabilité ; qu'en cause*
*d'appel, elle a prétendu que M. Y... avait manqué à son devoir*
*d'information en ne l'avertissant pas du risque encouru ; que*
*l'arrêt attaqué, confirmatif du chef de l'absence de faute a débouté*
*Mme X... de l'ensemble de ses demandes ; [...]*

*Attendu qu'hormis les cas d'urgence, d'impossibilité ou de*
*refus du patient d'être informé, <u>un médecin est tenu de lui donner</u>*
*<u>une information loyale, claire et appropriée sur les risques graves</u>*
*<u>afférents aux investigations et soins proposés et qu'il n'est pas</u>*
*<u>dispensé de cette obligation par le seul fait que ces risques ne se</u>*
*<u>réalisent qu'exceptionnellement</u> ;*

*Attendu que pour débouter Mme X... de ses demandes, <u>l'arrêt</u>*
*<u>énonce que l'information que doit donner le praticien n'est exigée</u>*
*<u>que pour des risques normalement prévisibles,</u> qu'en l'espèce, la*
*complication de thrombophlébite du sinus caverneux bien que*
*connue est très rare ; qu'il en déduit que <u>le chirurgien n'avait pas à</u>*
*<u>en avertir</u> Mme X... »*

### III.2.4.2. La jurisprudence administrative

Le Conseil d'Etat a consacré cette évolution par un arrêt très récent, l'arrêt du 5 janvier 2000, Mr G. contre Assistance Publique des Hôpitaux de Paris. Lorsque l'acte médical envisagé, même accompli conformément aux règles de l'art, comporte des risques connus de décès ou d'invalidité, le patient doit en être informé dans des conditions permettant de recueillir un consentement éclairé. La seule circonstance que les risques ne se réalisent qu'exceptionnellement, ne dispense pas les praticiens de leur obligation.

### III.2.5. Les modalités de la preuve

#### III.2.5.1. Les cinq cas exigeant un consentement écrit

Seulement, cinq cas sont prévus par la loi où un écrit du consentement est exigé :
- la loi n° 75-17 du 17 janvier 1975, la loi n° 2001-588 du 4 juillet 2001 relative à l'interruption volontaire de grossesse et de contraception ;

- la loi n° 76-1181 du 22 décembre 1976 Cavaillet précise les conditions juridiques du prélèvement d'organes sur un donneur vivant apparenté majeur ou mineur ;

- la loi n° 88-1138 du 20 décembre 1988 Huriet-Sérusclat relative à la protection des personnes se prêtant à des recherches biomédicales et ses conséquences sur les essais en matière d'innovation thérapeutique médicamenteuse ;

- la loi bioéthique n° 94-654 du 29 juillet 1994 relative au don et à l'utilisation des éléments et produits du corps humain, à l'assistance médicale à la procréation et au diagnostic prénatal ;

- la loi n°2001-588 du 4 juillet 2001 relative à la stérilisation à vision contraceptive.

### III.2.5.2. Les autres cas [19] [83]

Le principe posé par la jurisprudence tant judiciaire qu'administrative est que la preuve peut être apportée par tout moyen. Il existe sur le plan juridique par l'article 1315-1 du Code Civil plusieurs modalités de la preuve, elle peut être littérale, testimoniale ou par présomption, il est hors du champ de la médecine d'évoquer la possibilité d'une preuve par l'aveu ou par le serment.

✓ *Le principe de la preuve testimoniale (présence d'un témoin)*

Cette hypothèse succombe rapidement aux arguments en ce sens que la médecine sous conditions ou en présence d'un tiers n'est guère conforme à l'esprit hippocratique. De plus l'information donnée en présence d'un témoin, ne pourrait faire appel qu'à un témoin impliqué dans l'action de soins au motif de la confidentialité. Les plaignants peuvent utiliser les relations de subordination pour dénoncer la réalité d'une preuve d'information. Dans la pratique médicale courante, le témoin n'est utilisé que dans une seule circonstance qui est la situation inverse, c'est à dire celle du refus de soin exprimé par un malade informé des conséquences de son attitude.

✓ *La présomption*

Les présomptions résultent d'éléments « *graves, précis et concordants* », selon l'article 1353 du Code Civil. Peuvent constituer des présomptions, l'existence de notes dans le dossier médical, de courriers au médecin traitant, d'un certain délai de réflexion entre la consultation et la réalisation de l'acte etc. Les présomptions ont le mérite de pouvoir être adaptées au cas par cas. Mais elles présentent l'inconvénient d'une certaine insécurité juridique dans la mesure où elle sont « *abandonnées aux lumières et à la prudence du magistrat* », selon les termes même de l'article 1353 du Code Civil.

✓ *L'écrit*

L'écrit, dans l'absolu, présente une supériorité indéniable sur les deux modes de preuves précédents car il permet d'assurer une traçabilité de l'information. Mais il ne constitue pas une panacée juridique. Sur le plan juridique, <u>l'écrit ne vaut que comme un moyen de preuve parmi d'autres mais jamais comme décharge de responsabilité du médecin</u>, décharge n'ayant aucune valeur en droit français. Une telle décharge permettrait au médecin de s'installer dans un formalisme de routine qui n'a plus aucun rapport avec les conditions d'informations requises pour obtenir un consentement éclairé. Donc, l'écrit ne dispense pas d'une information orale du patient car l'information doit être comprise. A défaut d'information comprise, le consentement ne pourrait être considéré comme étant « éclairé ».

En conclusion, le contrat porte sur des soins, pas sur le corps humain. Le consentement est un des critères de validité du contrat. Or, l'exécution du contrat peut conduire le médecin à intervenir sur le corps du patient. Ce n'est donc pas le consentement qui autorise le médecin à intervenir sur ce corps hors contrat, mais le but thérapeutique de l'intervention, faute de quoi, le thérapeute redevient un individu relevant des règles du droit pénal car il porte atteinte à la personne humaine de son patient [67].

### III.3. L'informatisation des données nominatives médicales [28] [35]

L'information recueillie est stockée et conservée dans la biothèque. De façon générale, des mesures sont prises pour préserver l'identité de la personne participante et des données nominatives médicales.

#### III.3.1. Les différentes données [48]

Le Conseil de l'Europe a, au cours des ans, proposé un certain nombre de recommandations. Ces recommandations n'ont aucune force obligatoire en droit. Il s'agit simplement, de la part du Conseil de l'Europe, de demander aux États membres d'envisager, de bonne foi, de mettre en oeuvre une législation conforme aux applications et aux interprétations de la recommandation. A ce titre, ces recommandations établissent des normes de référence détaillées concernant des aspects particuliers de la protection des données au profit de la communauté des États membres du Conseil de l'Europe. En 1997, le Conseil de l'Europe a ainsi adopté la recommandation R (97) 5 relative à la protection des données médicales [28] qui porte de façon assez détaillée sur la recherche médicale. Ce texte s'applique à la collecte et au traitement automatisé des données médicales et s'applique au secteur public et au secteur privé. La recommandation contient notamment des définitions de ce qu'il faut entendre par données personnelles, personnes physiques identifiables et données médicales.

### III.3.1.1. Les données à caractère personnel

L'expression *«données à caractère personnel»* signifie toute information concernant une personne physique identifiée ou identifiable. Lorsqu'une personne physique n'est pas identifiable, les données sont dites anonymes. Est réputée identifiable, une personne qui peut être identifiée, directement ou indirectement, notamment par référence à un numéro d'identification ou à plusieurs éléments spécifiques, propres à son identité physique, physiologique, psychique, économique, culturelle ou sociale. Cette notion de données à caractère personnel est nouvelle dans la mesure où notre loi informatique et liberté du 6 janvier 1978 [55] [56] ne définissait son champ d'application que par rapport aux *« données nominatives ou indirectement nominatives »*.

### III.3.1.2. Les données médicales

L'expression *«données médicales»* se réfère à toutes les données à caractère personnel relatives à la santé d'une personne. Elle se réfère également aux données ayant un lien manifeste et étroit avec la santé ainsi qu'aux données génétiques. La recommandation établit également des normes applicables à l'utilisation sans consentement des données médicales, y compris en matière de recherche

### III.3.1.3. Les données génétiques

L'expression *«données génétiques»* se réfère à toutes les données, quel qu'en soit le type, qui concernent les caractères héréditaires d'un individu ou qui sont en rapport avec de tels caractères formant le patrimoine d'un groupe d'individus apparentés. Elle se réfère également à toute donnée portant sur l'échange de toute information génétique (gènes) concernant un individu ou une lignée génétique, en rapport avec les aspects, quels qu'ils soient, de la santé ou d'une maladie, qu'elle constitue ou non un caractère identifiable.

### III.3.2. La gestion du lien entre la personne source et ses données

Il est possible de décliner quatre différents niveaux de confidentialité des données stockées et échantillons [27] dans le cadre des biothèques :

- *nominatif* : les données permettent de faire un lien immédiat avec une personne donnée grâce au numéro de dossier, le nom ... ;

- *codé : les* données permettent de remonter jusqu'au donneur à condition d'avoir accès à la clé de codage, l'utilisation se réalise sous forme anonyme pour le chercheur ne possédant pas cette clé ;

- *non identifiable ou anonymisation réversible* : les données ne permettent pas d'identifier la personne, aucun lien ne sera possible entre l'échantillon et le participant à la recherche ;

- *anonymisés ou anonymisation irréversible* : les données ne permettent plus d'identifier une personne à cause de la destruction de la clé de codage.

Dans la figure n°3, il est possible de représenter ce lien entre les moyens de gérer les données d'une personne et l'identification plus ou moins simple en découlant.

| Concerne une personne | ⟷ | Permet de l'identifier |

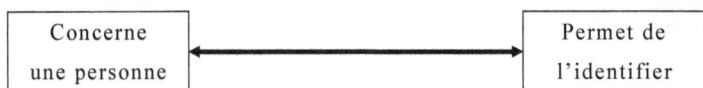

Ce lien est <u>accessible</u>

Renseignements nominatifs

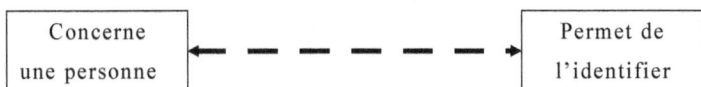

| Concerne une personne | ⟵ − − − − ⟶ | Permet de l'identifier |

Ce lien est <u>protégé</u> par des
mécanismes rigoureux

Renseignements codés

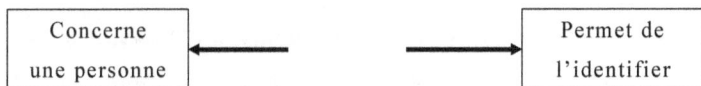

| Concerne une personne | ⟵    ⟶ | Permet de l'identifier |

Ce lien est <u>impossible</u>

Renseignements anonymes

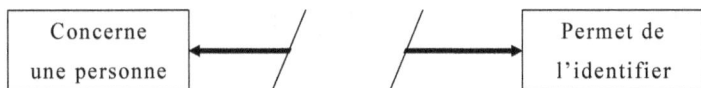

| Concerne une personne | ⟵ / / ⟶ | Permet de l'identifier |

Ce lien est <u>détruit</u> et ne
peut être reconstitué

Renseignements anonymisés

**Figure 3 : les liens entre les données et l'identification des
personnes [20]**

### III.3.3. Le statut juridique de la protection des données médicales nominatives

Les échantillons conservées dans la tumorothèque sont soumis à la protection et à la confidentialité des informations du donneur. La confidentialité des informations est assurée d'une part par la législation sur le secret professionnel et, d'autre part, sur les traitements automatisés de données nominatives.

#### III.3.3.1. Le secret professionnel [63] [77]

Le respect du secret médical s'attache aux informations issues des prélèvements conservés au sein des biothèques. En mai 1985, l'avis du Comité Consultatif National d'Éthique sur les registres médicaux pour études épidémiologiques et de prévention [21] avait déjà mis en évidence la nécessité de respecter le secret médical dans le cadre des biothèques. Ce principe n'est autre que l'application de l'article 226-13 du Code Pénal. Il est nécessaire de rappeler que le secret médical s'oppose à ce que tout tiers et notamment les compagnies d'assurance puissent avoir accès aux renseignements contenus dans un registre, donc dans une biothèque.

&#9758; *L'article 2216-13 du Code Pénal*

*« La révélation d'une information à caractère secret par une personne qui en dépositaire soit par état ou par profession, soit en raison d'une fonction ou d'une mission temporaire, est punie d'un an emprisonnement et de 15 000 € d'amende ».*

III.3.3.2. La loi n° 78-17 du 6 janvier 1978 relative à l'informatique, aux fichiers et aux libertés [35] [55] [77]

Au cours des années, cette loi du 6 janvier 1978 a été modifiée et complétée principalement par deux lois : la loi n° 94-548 du 1<sup>er</sup> juillet 1994 relative au traitement des données nominatives ayant pour fin la recherche dans le domaine de la santé [56] et la loi n° 99-641 du 27 juillet 1999 portant création d'une couverture maladie universelle [59].

Le principe majeur de la loi n° 94-548 du 1<sup>er</sup> juillet 1994 est le suivant : tout fichier destiné à la recherche ou à une étude doit recevoir l'accord du comité consultatif sur le traitement de l'information en matière de recherche dans le domaine de la santé puis l'accord de la Commission Nationale de l'Informatique et des Libertés (CNIL). Cette loi a rajouté le chapitre V bis sur les traitements automatisés de données nominatives ayant pour fin la recherche dans le domaine de la santé. La loi n° 99-641 du 27 juillet 1999 [59] a introduit le chapitre V ter sur les traitements des données personnelles de santé à des fins d'évaluation ou d'analyse des activités de soins et de prévention. La CNIL est une autorité administrative indépendante. Pour les données associées échangées en dehors du territoire français, la transmission des données nominatives non codées n'est autorisée que si la législation de l'état destinataire apporte une protection équivalente à celle de la loi française, le comité consultatif et la CNIL doivent alors se prononcer. Les droits des patients face au traitement automatisé de leurs données médicales nominatives sont : le droit à l'information (articles 27 et 40-5), le droit d'opposition (articles 26, 40-4 et 40-5), le droit d'accès (articles 34, 35, 40, 40-3 et 40-5), le droit de contestation et de rectification (articles 36 et 40-5), le droit à la sécurité des informations (article 29) et le droit à l'oubli (article 28).

Après avoir évoqué l'informatisation des données nominatives, il est nécessaire d'aborder le problème de la brevetabilité du corps humain et de ces éléments notamment la tumeur. La question principale est le partage des profits générés par le brevet : le bénéficiaire est-il le chercheur qui a isolé une séquence génétique et lui a trouvé une application industrielle ou l'individu à l'origine des gènes ou des cellules brevetés ?

### III.4. La brevetabilité du corps humain [26]

Le brevet est l'un des instruments moteurs du développement des sociétés industrielles depuis deux siècles. Initialement, le problème de l'application des règles du brevet à la vie ne se posait pas. La vie était le domaine des seules découvertes, révélatrices de l'état de la nature et non de l'ingéniosité humaine. Chacun s'accordait à penser que les choses vivantes n'étaient pas des inventions, dès lors qu'elles ne pouvaient être assimilées aux artifices techniques utilisés par l'industrie. L'essor des biotechnologies a totalement bouleversé les paramètres de la réflexion et posé brutalement la question de l'application des règles du brevet aux recherches sur le vivant et aux inventions en découlant. Le lancement des programmes de recherche sur le génome humain a notamment alimenté l'espoir de réussir à identifier les gènes en cause dans les processus pathologiques. L'objectif est de pouvoir créer par transfert de gènes des modèles animaux afin d'expérimenter de nouvelles thérapies et de pouvoir utiliser le gène lui-même comme médicament. La clé de voûte de la recherche est la définition d'un lien entre un gène, une fonction et d'éventuels processus pathologiques et applications thérapeutiques. Les perspectives financières ouvertes par ces recherches ont donné lieu à une intense concurrence scientifique et économique dont le brevet, qui protège et autorise le monopole d'exploitation commerciale de l'invention, a constitué le vecteur privilégié. Le droit des brevets est élaboré dans un cadre international sur la base de principes communs, malgré l'existence de disparités juridiques nationales.

### III.4.1. Les conditions de fond de délivrance des brevets [29]

En France, c'est la loi du 7 janvier 1791[11] qui conféra à l'inventeur un droit de propriété sur les inventions totalement nouvelles ou nouvelles seulement pour une durée de quinze ans. Aux Etats-Unis, c'est un acte du 10 août 1790 qui instaura le régime de protection des inventions.

Le droit des brevets connaît, sur le plan international, des différences notables ne remettant toutefois pas en question le consensus sur les règles de base applicables. Sans entrer dans le détail des législations, il faut noter que le brevet est accordé en Europe au premier déposant alors qu'il l'est aux États-Unis au premier inventeur. La naissance d'un droit de propriété industrielle est subordonnée à des conditions de fond et de formes. Les conditions de fond pour pouvoir breveter une invention sont au nombre de trois : la nouveauté, l'activité inventive et l'application industrielle.

---

[11] Le premier brevet français, daté du 27 juillet 1791, est accordé à Louis François Ollivier, pour la fabrication de la terre noire anglaise.

✓ *La nouveauté*

La nouveauté est une condition impérative de la possibilité de breveter. Le critère fondamental du droit européen est la nouveauté absolue : une invention qui a été divulguée au public, par une publication ou une conférence, ne peut plus faire l'objet d'un brevet et cette divulgation est opposable à l'inventeur lui-même. Aux États-Unis, il y a un « délai de grâce » d'un an entre la diffusion des données d'une invention et le dépôt d'un brevet dès lors que celui qui le sollicite peut se prévaloir du statut de premier inventeur. L'avantage présenté par cette période de grâce n'est pas négligeable. En effet l'inventeur peut, pendant cette période, tester la viabilité commerciale et technique de son invention et évaluer son potentiel d'innovation. Enfin, en Europe, l'invention est brevetable si elle conduit à une utilisation industrielle au moins potentielle, tandis qu'aux États-Unis, l'invention doit présenter un caractère d'utilité effective.

✓ *L'activité inventive*

Pour qu'il y ait nouveauté il est nécessaire que l'inventeur ait fait preuve d'une idée inventive. Une invention est considérée comme impliquant une idée inventive si, pour un homme du métier, elle ne découle pas d'une manière évidente de l'état de la technique. En Europe, l'activité inventive est examinée selon l'approche « problème–solution ». Il s'agit d'abord d'établir l'état de la technique le plus proche de l'invention, puis de déterminer le problème technique que l'invention cherche à résoudre. Ensuite il est procédé à la vérification du fait si l'invention revendiquée aurait été évidente pour un homme du métier au regard de l'état de la technique et du problème posé.

Par contre, aux Etats-Unis, il s'agit de la « non évidence » impliquant de prouver qu'il n'aurait pas été évident pour l'homme du métier compétent dans le domaine considéré de concevoir l'invention au regard de l'art antérieur.

✓ *L'application industrielle*

De ce point de vue, une invention est considérée comme susceptible d'application industrielle si son objet peut être fabriqué ou utilisé dans tout genre d'industrie. Aux Etats-Unis, la notion correspondante est celle « d'utilité ». La définition exacte est difficile à donner mais il est possible de dire qu'une invention est considérée comme utile dès lors qu'elle fonctionne et donne lieu à une application pratique. Enfin il est nécessaire de rendre publique l'invention pour la faire breveter.

### III.4.2. L'historique de la brevetabilité du vivant [26]

L'exclusion du vivant de la brevetabilité s'est faite sans texte mais celle-ci a fait l'objet d'une remise en cause d'abord aux Etats-Unis puis en Europe. En examinant, les différents lois sur les brevets, le vivant n'en a jamais été expressément exclu. Cette exclusion existait de façon tacite. Il y avait une conviction très profonde dans les pays industrialisés de la séparation entre les choses animées, les êtres vivants, et les choses inanimées. Les choses inanimées pouvaient subir, sans difficulté, l'intervention de l'homme. En revanche, *« le vivant était considéré comme sacré car participant à la nature sacrée de l'être humain »* [26]. La remise en cause de ce principe est venu des Etats-Unis dans le domaine des plantes, puis plus tard en Europe.

### III.4.2.1. Aux Etats-Unis

C'est le vote du *Plant Patent Act* de 1930 aux Etats-Unis sur la protection des variétés végétales qui a introduit une remise en cause fondamentale de cette situation. Le législateur américain a ainsi effectué une distinction entre les produits de la nature, vivants ou non, et l'activité de l'homme.

De ce point de vue, les êtres humains étaient en quelque sorte mis « hors nature », tout ce qui n'était pas eux mêmes étant considéré comme un fonds à exploiter. En 1970, d'autres mesures furent prises aux Etats-Unis pour protéger les résultats des recherches phytogénétiques dans le *Plant Variety Protection Act*. Au début des années 1960, l'Europe suivait le mouvement dans ce domaine des plantes en organisant le système de l'Union pour la Protection des Obtentions Végétales (UPOV).

### III.4.2.2. En Europe [40]

En 1963, fut signée la convention de Strasbourg qui affirma la brevetabilité des procédés microbiologiques et des produits obtenus à leur issue. A l'époque, les procédés de fermentation étaient concernés. Mais les premières réalisations du génie génétique ont amené des bouleversements importants dans ce domaine. Entre cette convention de Strasbourg et la loi française de 1978 sur les brevets, l'évolution a abouti au fait que les micro-organismes sont devenus brevetables. Dans le même temps, les végétaux et les animaux restaient exclus de cette brevetabilité. Les possibilités de breveter se sont alors étendues. C'est ainsi que sont devenus brevetables des compositions de virus ou des population de lymphocytes, des procédés comme ceux concernant les insertions de gènes ou les expressions de gènes, les cultures de cellules, les procédés de production de protéines ou d'anticorps et aussi les combinaisons de procédés et de produits. C'est dans ce contexte qu'est intervenu le tournant des années 1980 : la décision « Chakrabarty ».

A l'origine de cette affaire se trouve la revendication d'un chercheur de la compagnie General Electric, Ananda Chakrabarty, portant sur une bactérie modifiée du genre *Pseudomonas* contenant des plasmides stables capables de dégrader les hydrocarbures. Dans un premier temps, l'office des brevets et des marques des Etats-Unis avait déclaré la demande de brevet irrecevable en raison du caractère naturel du produit. Mais la Cour Suprême, saisie de cette affaire, est revenue sur cette décision.

En effet, elle a précisé pour reconnaître la brevetabilité de cette bactérie, que tout ce qui pouvait être créé de main d'homme était brevetable. Cette décision est remarquable en ce sens qu'elle consacre ainsi le pouvoir inventif de l'homme auquel rien ne semble devoir échapper et qui peut s'approprier tout ce qu'il crée. Cette décision est à l'origine d'une accélération du mouvement de brevetabilité de la matière biologique. En avril 1988, l'office des brevets et des marques des Etats-Unis acceptait de breveter une souris transgénique cancéreuse de mère en fille et, en 1992, l'Office Européen des Brevets (OEB) adoptait la même position. C'est, à cette époque, à la fin des années 1988 et au début des années 1990, que débutait la préparation de la directive 98/44 du 6 juillet 1998 [33] sur la protection des inventions biotechnologiques.

### III.4.3. Le cadre juridique de la brevetabilité du vivant [26] [40]

La brevetabilité du vivant est soumise aux règles du droit national s'insérant dans un cadre international, les accords dits « ADPIC » et la réglementation européenne.

### III.4.3.1. Le cadre international

En 1947, les accords du GATT (General Agreement on Tarifs And Trade) ont voulu instaurer une libéralisation des échanges commerciaux entre les nations du monde. La propriété intellectuelle n'était guère à l'ordre du jour de ce point de vue, les échanges concernant plutôt les produits matériels. Ainsi, aucune réglementation visant spécifiquement les droits de propriété intellectuelle dans le cadre du système commercial multilatéral régi par le GATT n'avait été prévue. Ce sont les Etats-Unis qui, les premiers, ont soulevé la problématique selon laquelle l'absence de législation exhaustive sur la propriété intellectuelle pouvait être constitutive d'une barrière aux échanges commerciaux.

Le cadre international est celui des « Accords sur les droits de propriété intellectuelle liés au commerce » (ADPIC) connu également sous l'acronyme anglais TRIPS, pour Trade Related aspects of Intellectual Property rights. Le texte de ces accords figure en annexe de l'accord cadre de Marrakech instituant l'organisation mondiale du commerce. Ces accords visent à définir un cadre d'harmonisation des législations nationales sur les droits de propriété intellectuelle. Les Etats membres de l'Union Européenne sont tenus de s'y conformer depuis le 1ᵉʳ janvier 1996. Les dispositions de ces accords concernant le vivant sont contenues dans l'article 27-1 précisant que des brevets doivent pouvoir être obtenus dans tous les domaines et l'article 27-3 déterminant les possibilités d'exclusions de la brevetabilité.

☞ *L'article 27-1 des ADPIC*

« *Un brevet pourra être obtenu pour toute invention, de produit ou de procédé, dans tous les domaines technologiques, à condition qu'elle soit nouvelle, qu'elle implique une activité inventive et qu'elle soit susceptible d'application industrielle.* »

### III.4.3.2. Le cadre européen

Au niveau européen existent, en dehors de la directive 98/44, deux textes concernant le vivant : la Convention de Strasbourg et la Convention sur la délivrance de Brevets Européens.

✓ *La Convention de Strasbourg*

La Convention de Strasbourg signée par les membres du Conseil de l'Europe en 1963, a eu pour but d'unifier certains éléments du droit des brevets d'invention. Elle prévoit l'obligation de protéger les procédés micro-biologiques et les produits obtenus par ceux-ci. La protection des variétés végétales ou des races animales ainsi que des procédés essentiellement biologiques d'obtention de végétaux ou d'animaux n'est pas comprise dans le champ de cette Convention. Celle-ci fixe également les critères de brevetabilité ainsi que les cas de non brevetabilité.

✓ *La Convention sur la délivrance de Brevets Européens (CBE)*

Cette convention a été conclue à Munich le 5 octobre 1973 et entrée en vigueur le 7 octobre 1977. Cette Convention reprend pour l'essentiel les dispositions de la Convention de Strasbourg. Cette convention a créé une procédure d'examen unique des demandes de brevets au plan européen qui sont soumises à l'Office Européen des Brevets. Elle introduit une disposition importante dans son article 53–b. Celui-ci prévoit que *« sont exclues de la brevetabilité les variétés végétales ou les races animales, ainsi que les procédés essentiellement biologiques d'obtention des végétaux ou d'animaux, cette disposition ne s'appliquant pas aux procédés microbiologiques et aux produits obtenus par ces procédés »*. La convention rappelle la distinction entre invention et découverte et pose le principe de la contravention aux bonnes mœurs et à l'ordre public dans son article 53-a *« les brevets européens ne sont pas délivrés pour : les inventions dont la publication ou la mise en œuvre serait contraire à l'ordre public ou aux bonnes mœurs »*.

L'Office Européen des Brevets (OEB) n'est pas une institution de l'Union Européenne, c'est une organisation intergouvernementale de droit international public. Son siège se trouve à Munich et il possède un département à La Haye ainsi qu'une agence à Berlin et à Vienne. L'OEB est l'un des Offices de brevets les plus importants dans le monde avec l'Office américain et l'Office japonais. A eux trois, ceux-ci délivrent 80 % des brevets mondiaux. La recherche des antériorités est une activité primordiale pour apprécier le caractère de nouveauté d'une demande de brevet. L'OEB développe un important service de recherches qui doit se maintenir constamment au fait de toutes les informations scientifiques et techniques. Il collecte et organise une masse considérable d'informations provenant de toutes les parties du monde, la documentation interne de l'OEB comporte ainsi plus de 31 millions de documents. C'est donc un très important producteur d'informations dans les domaines des sciences et des techniques dans la mesure où les demandes de brevets représentent les documents les plus actuels sur les innovations techniques.

### III.4.3.3. Le cadre national

Actuellement en droit national, c'est application de l'article L. 611-17 du Code de la Propriété Intellectuelle.

☞ *L'article L. 611-17 du Code de la Propriété Intellectuelle*

« *Ne sont pas brevetables* :
- *Les inventions dont la publication ou la mise en œuvre serait contraire à l'ordre public ou aux bonnes mœurs, la mise en œuvre d'une telle invention ne pouvant être considérée comme telle du seul fait qu'elle est interdite par une disposition législative ou réglementaire, à ce titre, le corps humain, ses éléments et ses produits ainsi que la connaissance de la structure totale ou partielle d'un gène humain ne peuvent, en tant que tel, faire l'objet de brevets* [cette dernière partie de phrase étant issue de l'article 7 de la loi n° 94 653 du 29 juillet 1994] ;
- *Les obtentions végétales d'un genre ou d'une espèce bénéficiant du régime de protection institué par les*

*dispositions du chapitre III du titre II du présent livre*
*relatives aux obtentions végétales ;*
*- Les races animales ainsi que les procédés essentiellement*
*biologiques d'obtention de végétaux ou d'animaux, cette*
*disposition ne s'appliquant pas aux procédés microbiologiques*
*et aux produits obtenu par ces procédés. »*

Il convient de remarquer que ce droit national est de fait déjà contourné, par l'intégration des dispositions de la directive 98/44 dans le règlement d'exécution de la Convention sur la délivrance de Brevets Européens.

### III.4.4. La jurisprudence de l'Office Européen des Brevets

Face au vide juridique sur la question des gènes humains, l'Office Européen des Brevets (OEB) a pris une décision le 8 décembre 1994. Dans cette affaire le Howard Florey Institute avait obtenu, en 1991, de la part de l'OEB un brevet portant sur un fragment d'ADN codant pour une protéine humaine : la relaxine.

Celle-ci est sécrétée par les femmes enceintes sur le point d'accoucher et leur permet d'atténuer les contractions. L'intérêt thérapeutique de cette protéine et ses applications industrielles potentielles étaient donc manifestes. Mais ce brevet fit l'objet d'une opposition. Celle-ci fut motivée par le fait que la demande ne remplissait pas les critères de brevetabilité du point de vue de la nouveauté et de l'activité inventive et était contraire à l'ordre public et aux bonnes mœurs. Cette dernière motivation fut rapidement écartée dès lors que les femmes ont donné leur consentement au prélèvement et que des produits du corps humain sont fréquemment utilisés comme sources de produits utiles.

Dans cette affaire, il s'agissait d'une copie d'ADN original ne faisant pas directement partie du génome humain, d'un « clone du gène » portant une molécule d'ADN et qui est répliqué en laboratoire. L'OEB a estimé qu'il n'y avait pas de différence entre une demande de brevet portant sur une simple copie d'ADN dérivé du véritable ADN où sur une séquence d'ADN génomique qui, lui, est un élément naturel issu du corps humain. Concernant la question de la nouveauté et de l'invention, la division d'opposition de l'OEB a jugé que la relaxine s'assimilait à une invention et non à une découverte dans la mesure où un procédé permettant de l'obtenir et de la caractériser de façon convenable avait été mis au point. La conséquence est qu'un fragment d'ADN, dès lors qu'il est isolé et caractérisé, même s'il a été toujours présent dans l'organisme peut être considéré comme nouveau. Donc, si une simple substance trouvée dans la nature à l'état brut constitue une découverte non brevetable, la mise au point d'un procédé permettant d'obtenir cette substance sera brevetable. De même, si la substance obtenue peut être isolée et caractérisée dans sa structure et que son existence n'était pas connue auparavant, elle peut être brevetée. Ainsi, la relaxine est obtenue par un procédé n'existant pas auparavant, sa structure chimique est caractérisée et une application industrielle lui est trouvée. Les critères sont donc réunis pour l'OEB pour l'attribution d'un brevet.

Cette décision affirmait donc le déplacement de la séparation entre invention et découverte. En effet un gène, en tant que matériel de départ d'un processus technique, est rendu brevetable du simple fait de sa reproduction par ce processus technique qui en découvre l'une des fonctions susceptibles d'application industrielle. La nouveauté de cette décision était considérable. Il y a donc un déplacement du critère de la brevetabilité du seul caractère de nouveauté vers celui qui devient prépondérant, de l'obtention technique et de l'application industrielle. Aussi, il convient de noter que la conception du gène retenu par l'OEB est celle de l'assimilation à une molécule chimique. Les responsables de l'OEB indiquent que cette pratique s'est développée à partir de la chimie. Les gènes ont été ainsi tout simplement considérés comme les éléments chimiques, des produits trouvés dans la nature. Cette décision a influencé le texte de la directive 98/44/CE.

### III.4.5. La directive européenne 94/44/CE [33]

III.4.5.1. La genèse de la directive

Cette directive adoptée par le Parlement européen le 12 mai 1998 et le 6 juillet 1998 par le Conseil Européen n'est que la deuxième mouture d'un texte trouvant son origine en 1984. En effet, cette année-là, le Conseil européen avait souligné que les biotechnologies étaient un des axes prioritaires de la recherche en Europe et qu'il convenait d'améliorer l'environnement législatif et réglementaire de ce secteur. Il était nécessaire de prévoir un système de droit de la propriété intellectuelle commun à tous les pays membres afin de faciliter la production, la commercialisation et l'utilisation des produits issus des biotechnologies dans l'Union Européenne. Il convenait donc d'harmoniser la protection de ces inventions afin d'encourager les investissements dans ce domaine au sein de l'Union Européenne. Pour parvenir à ce but il fut donc choisi d'élaborer une directive. Une première proposition de directive sur la protection des inventions biotechnologiques fut présentée par la Commission le 20 octobre 1988. Ce texte avait des préoccupations uniquement techniques.

### III.4.5.2. Les dispositions sur le génome humain

Les dispositions sur le génome humains sont prévues aux articles 5 et 6. L'article 5 prévoit un domaine non brevetable et un autre brevetable.

&#9758; *L'article 5 de la directive 98/44*

« *1. Le corps humain, aux différents stades de sa constitution et de son développement, ainsi que la simple découverte d'un de ses éléments, y compris la séquence ou la séquence partielle d'un gène, ne peuvent constituer des inventions brevetables.*

*2. Un élément isolé du corps humain ou autrement produit par un procédé technique, y compris la séquence ou la séquence partielle d'un gène, peut constituer une invention brevetable, même si la structure de cet élément est identique à celle d'un élément naturel.*

*3. L'application industrielle d'une séquence ou d'une séquence partielle d'un gène doit être concrètement exposée dans la demande de brevet.* »

&#9758; *L'article 6 de la directive 98/44*

*« 1. Les inventions dont l'exploitation commerciale serait contraire à l'ordre public ou aux bonnes mœurs sont exclues de la brevetabilité, l'exploitation ne pouvant être considérée comme telle du seul fait qu'elle est interdite par une disposition légale ou réglementaire.*

*Au titre du paragraphe 1 ne sont notamment pas brevetables :*

*- les procédés de clonage des êtres humains ;*

*- les procédés de modification de l'identité génétique germinale de l'être humain ;*

*- les utilisations d'embryons humains à des fins industrielles ou commerciales ;*

*- les procédés de modification de l'identité génétique des animaux de nature à provoquer chez eux des souffrances sans utilité médicale substantielle pour l'homme ou l'animal, ainsi que les animaux issus de tels procédés. »*

✓ *Le non brevetable*

Le premier alinéa de l'article 5 définit la notion de non brevetable du corps humain. L'article 6 prévoit de son côté de façon classique que les inventions dont l'exploitation commerciale serait contraire à l'ordre public ou aux bonnes mœurs ne sont pas brevetables. Le deuxième alinéa de cet article 6 précise les exclusions de la brevetabilité au titre de l'ordre public et des bonnes mœurs.

✓ *Le brevetable*

Le deuxième alinéa de l'article 5 de la directive définit la notion de brevetable des éléments du corps humain en utilisant l'expression *« peut constituer une invention brevetable »*. Cette expression doit être interprété dans le contexte du droit des brevets et indique que si les conditions de brevetabilité sont remplies, le brevet doit être délivré.

Ces dispositions posent un certain nombre de problèmes. Ce texte amène à s'interroger sur la fonction du gène, la distinction invention–découverte et sur sa conception éthique. La situation actuelle dans l'Union Européenne est compliquée par le fait que certains pays ont déjà transposé la directive 98/44 comme le Danemark, la Finlande, la Grande Bretagne en 2000 et qu'un certain nombre d'autres vont y procéder sans doute de façon imminente.

### III.4.5.3. Les transpositions de la directive 98/44 en France [26]

L'état du droit, qu'il s'agit de transposer dans les normes internes, est désormais fixé par la directive restant un texte de propriété industrielle. Sa forme définitive vise à mettre en place un système de protection juridique efficace, apte à sécuriser des investissements à hauts risques, tout en préservant les principes éthiques relatifs à la protection de la personne en son corps. Un projet de loi de transposition a été présenté au Conseil des ministres du 31 octobre 2001. Il a été préparé après des échanges de lettres entre le gouvernement et le Président de la Commission Européenne. Le texte de celles-ci n'a pas été rendu public. Le gouvernement a fait le choix de rédiger un projet de loi de transposition ne comprenant pas l'article 5 de la directive à la transposition duquel se sont opposés le Président de la République et le Premier Ministre. L'article 611-17 du Code de la Propriété Intellectuelle est donc conservé sans changement. Cette transposition incomplète de la directive va donc mettre notre pays en porte à faux avec la légalité européenne, la cohérence de cette politique semblant impliquer une nouvelle négociation avec la Commission sur le texte de la directive ou au niveau international des ADPIC.

Actuellement, la date de la soumission de ce projet de loi au Parlement n'est pas encore connue. Il convient de souligner que parallèlement à la présentation de ce projet de loi, le gouvernement a pris la mesure de l'enjeu des biotechnologies en termes de croissance et d'emplois qui sont estimés à 3 millions en Europe. Afin de faire rattraper à la France son retard puisque notre pays ne compte qu'environ 5 000 emplois dans ce domaine, il a ainsi présenté un plan « Biotech 2002 » dont l'ambition est de faire jouer à la France le premier rôle en matière de biotechnologies en Europe en 2006 en rattrapant l'Allemagne dans les deux ans. Selon ce plan, l'Etat va contribuer à hauteur de 100 millions euros au financement de ce secteur.

**CONCLUSION**

Pour la tumorothèque, la conservation des échantillons congelés faits à partir de biopsies à visée diagnostique ou de pièces opératoires n'entre pas dans le champs d'application de la loi Huriet-Sérusclat. En effet, si ces échantillons n'auraient pas fait l'objet d'une conservation, ils auraient été incinérés comme déchets d'activités de soins et assimilés. La tumorothèque n'implique aucune caractérisation génétique somatique de la personne, le seul consentement à recueillir est donc le consentement à l'intervention chirurgicale, dont la responsabilité incombe au médecin préleveur, le chirurgien. L'analyse génétique d'une tumeur, à la recherche d'anomalies somatiques, ne peut être assimilée à une analyse des caractéristiques génétiques de la personne chez qui s'est développée la tumeur, en ce sens qu'il ne s'agit pas d'une identification de la personne.

De plus, ces échantillons sont des éléments hors commerce, cédés à titre gratuit c'est à dire une fois prélevé, l'échantillon ne rentre pas dans la propriété de la biothèque. Il n'est pas cessible, vendable à un autre organisme et à cet égard, il ne peut pas faire l'objet d'un brevet.

La tumorothèque se base sur les principes fondateurs organisant le statut civil du corps humain : le droit à la dignité, le droit au respect, l'inviolabilité et la non patrimonialité. L'information du patient ainsi que son consentement libre et éclairé sont un droit fondamental. Au Centre Alexis Vautrin, l'information concernant les échantillons de tumeur conservés pour la tumorothèque sera donnée dans le livret d'accueil du patient. Cette information sera expliquée soit par le chirurgien ou l'anesthésiste et complétée éventuellement par un consentement écrit du patient. De plus, la protection de la confidentialité des informations concernant les donneurs est respectée.

# B. LES ASPECTS ORGANISATIONNELS

La démarche qualité a fait son apparition dans la plupart des secteurs marchands et non-marchands. Selon les normes ISO, la qualité est *« l'aptitude d'un ensemble de caractéristiques intrinsèques d'un produit, d'un système ou d'un processus à satisfaire les exigences des clients et d'autres parties intéressées »* [69]. Ainsi, pour la création de la tumorothèque, les responsables ont décidé de mettre en place cette démarche qualité. L'objectif est d'assurer des prestations de qualité et de fournir des échantillons irréprochables aux clients identifiés que sont les chercheurs.

## I. LE PROJET TUMOROTHÈQUE : CHU DE NANCY/CENTRE ALEXIS VAUTRIN [23]

Dans le cadre du schéma régional d'organisation sanitaire de cancérologie et du réseau ONCOLOR, le Centre Hospitalier Universitaire de Nancy et le Centre Régional de lutte contre le cancer Alexis Vautrin (CAV), entretiennent et développent des partenariats par le biais de partages de moyens matériels et humains, comme l'utilisation de la caméra par émission de positons, mais aussi dans le cadre de thématiques privilégiées dans lesquelles les deux établissements associent leurs forces comme la recherche. Cette collaboration est formalisée dans les projets d'établissement respectifs et les contrats d'objectifs et de moyens. Dans ce cadre, les deux établissements ont élaboré un projet d'une unité de cryopréservation de tissus tumoraux dont l'objectif est de développement d'une tumorothèque.

### I.1. La présentation du projet

#### I.1.1. Les objectifs

Le projet tumorothèque doit permettre en pratique :
- d'accroître les possibilités de recueil des échantillons pour atteindre l'exhaustivité dans les domaines d'intérêt fort comme les cancers du sein, digestifs, broncho-pulmonaires, urogénitaux, les cancers de l'enfant, les tumeurs rares de l'adulte (sarcomes, ovaires,...) ;
- d'accroître la sécurité des conditions de conservation des échantillons tumoraux de la tumorothèque mais aussi des produits biologiques purifiés ;

- de mettre en place des procédures de recueil et de congélation identiques sur chacun des sites ;

- d'installer un système de gestion informatique commun ;

- de faciliter le développement des activités de biologie moléculaire à visée diagnostique, pronostique ou de recherche, sur le site CHU/CAV, en collaboration avec les structures de recherche de l'Université Henri Poincaré ;

- de développer progressivement l'infrastructure nécessaire à une extension du fonctionnement en réseau régional et à une participation active à des réseaux nationaux.

### I.1.2. Les principes généraux

Les principes suivants ont été discutés et acceptés par tous les intervenants. L'acquisition des informations nécessaires pour l'établissement du diagnostic morphologique et l'appréciation des facteurs pronostiques reconnus comme indispensables par la communauté scientifique ne peut être compromise par la réalisation de prélèvements réalisés pour une recherche cognitive ou appliquée. Les procédures doivent assurer la qualité technique des échantillons (qualité biologique ...) et s'inscrire dans la réglementation en vigueur concernant l'utilisation de matériel humain à des fins diagnostiques ou de recherche. Les techniques mises en œuvre doivent permettre la préparation d'ARN totaux et de protéines dont la qualité soit compatible avec les techniques de génomique et de protéomique.

Les règles de fonctionnement suivies doivent être conformes aux textes réglementaires disponibles à savoir : les recommandations pour la préservation de cellules et de tissus tumoraux dans le but de réaliser des études moléculaires [81], les recommandations de bonnes pratiques en anatomie et cytologie pathologique [7], le guide des bonnes pratiques de laboratoires, le guide de bonne exécution des analyses. Tout prélèvement est considéré comme potentiellement contaminant et fait l'objet des mesures prévues dans ce cadre par les bonnes pratiques de laboratoire. Conformément à la réglementation, toutes les procédures et les modes opératoires sont écrits.

## I.2. La description de l'existant

### I.2.1. Le choix multi-sites

L'organisation proposée favorise la logique de site autour de l'échantillon. La nécessité de préserver la qualité biologique des tissus justifie ce choix. Il est unanimement admis que le délai séparant le prélèvement de sa congélation influence fortement la qualité des macromolécules extraites. Pour l'ANAES, ce délai de congélation pour les ARN ne devrait pas dépasser 15 minutes. Compte tenu de l'éloignement géographique des deux structures hospitalières, les échantillons doivent donc nécessairement être congelés sur le site même de leur prélèvement. Il n'est pas envisageable pour des raisons de sécurité et de transport de transférer les prélèvements congelés d'un site à l'autre. Ainsi sur chacun des sites, une unité de stockage conforme aux normes de sécurité et aux recommandations de l'ANAES est installée. Ainsi, la tumorothèque est constituée de deux unités fonctionnelles situées à la fois au laboratoire d'anatomie pathologie du CHU de Nancy et au laboratoire d'anatomie pathologie du Centre Régional de lutte contre le cancer Alexis Vautrin.

### I.2.2. Les unités de cryogénies

Le CHU de Nancy se compose principalement de deux hôpitaux, le site de l'hôpital Central et le site de Brabois disposant chacun d'un service d'anatomie pathologique. Ces services, distants de quelques kilomètres, exercent des activités spécialisées complémentaires. Sur le site de l'hôpital Central sont prises en charge les tumeurs broncho-pulmonaires et du médiastin, celles du système nerveux central, de la sphère ORL et maxillo-faciale, et les tumeurs osseuses de l'adulte. L'unité de cryogénie du site de l'hôpital Central est constituée de deux congélateurs à −80°C. Les tumeurs gastro-intestinales, des systèmes uro-génital et endocrinien, pédiatriques ainsi que les lymphomes malins sont sur le site de Brabois. L'unité de cryogénie du site de Brabois résulte du rapprochement des collections du laboratoire d'anatomie pathologique et de celle du service d'urologie d'autre part. Les échantillons sont conservés dans trois bonbonnes d'azote liquide et deux congélateurs à - 80°C. Le Centre Alexis Vautrin dispose d'un laboratoire d'anatomie pathologique et d'un laboratoire de recherche impliqués dans le diagnostic des tumeurs et dans la recherche et l'étude de marqueurs moléculaires à visée pronostique et prédictifs de la réponse thérapeutique (pharmacogénomique). Ces laboratoires servent également de relais pour le transfert de prélèvements utilisés dans le cadre d'études cliniques et oncogénétiques. Au 1er février 2002, les variétés tumorales du projet tumorothèque, collectées en 2001, sont principalement des tumeurs du sein, urogénitales et digestives. Sont également conservées des tumeurs pédiatriques, osseuses et sarcomes.

Concernant plus spécifiquement le Centre Alexis Vautrin, 3000 fragments tumoraux, majoritairement constitués de tumeurs du sein, de sarcomes de l'adulte et de pathologies diverses (ovaire, colon, ORL) sont actuellement conservés en azote liquide au laboratoire d'anatomie et de cytologie pathologique. En pathologie mammaire, environ 400 prélèvements sont mis en tumorothèque par an pour des tumeurs de taille suffisante afin de conserver la matériel adéquat pour le diagnostic initial.

Pour les tumeurs des tissus mous, la collection a été constituée initialement dans un but de conservation de tumeurs rares. Elle a pu être exploitée dans le cadre du programme de recherche « carte d'identité des tumeurs », initié en 2000 sous l'égide de la Ligue contre le Cancer. En permettant l'inclusion de 60 échantillons, cette collection a contribué à enrichir et diversifier la collection nationale constituée de près d'un millier d'échantillons et permettant de redéfinir certaines entités de la classification des sarcomes de l'adulte. Une activité annexe liée à la cryoconservation d'échantillons tumoraux consiste à stocker de manière transitoire des échantillons prélevés dans le cadre d'études cliniques et devant faire l'objet d'un acheminement ultérieur vers un laboratoire d'analyse centralisée.

### I.2.3. L'utilisation clinique des tissus congelés

Le site d'anatomie pathologie de Brabois pratique les techniques utiles au diagnostic des lymphomes malins, l'appréciation du pronostic des lymphoproliférations des immunodéprimés, et les caryotypes sur tumeurs solides de l'adulte et de l'enfant par l'intermédiaire du laboratoire de génétique. Les autres collaborations développées sont avec l'Institut Curie pour la recherche de translocation spécifiques dans le cadre des sarcomes, avec le centre d'étude de polymorphismes pour le diagnostic des formes familiales des cancers colo-rectaux héréditaires et avec le centre d'étude de la pathologie prostatique du Génopole d'Evry pour la recherche des gènes de prédisposition et de susceptibilité aux cancers prostatiques.

Le Centre Alexis Vautrin travaille également en collaboration avec le service de génétique de l'Institut Curie et le laboratoire de cytogénétique du CHU de Nice pour la recherche de translocations spécifiques des sarcomes de l'adulte. Dans le cadre du projet d'établissement 1998-2002, une consultation d'oncogénétique a été mise en place associant les compétences de médecins oncologues épidémiologiste du CAV et de cytogénéticiens du CHU de Nancy.

En cinq années d'existence, plus de 350 familles ont été sélectionnées par conseil génétique pour recherche la présence de mutations du gène BRCA1 de prédisposition au cancer du sein et de l'ovaire. Le dépistage et éventuellement en cas de maladie déclarée, le diagnostic et le suivi thérapeutique des apparentés porteurs de mutations, permet désormais d'accéder à des échantillons biologiques et tumoraux.

### I.3. La structure du projet

#### I.3.1. Le comité de gestion médico-scientifique paritaire

Pour assurer une cohérence forte du projet, un comité de gestion médico-scientifique paritaire, est proposé. Le fonctionnement de chaque site et le respect des procédures d'acheminement des prélèvements sont sous la responsabilité du directeur général du CHU et le directeur du CAV. Le recueil, le conditionnement et la conservation sont sous la responsabilité d'un anatomo-pathologiste sur chacun des trois sites (l'hôpital Central, l'hôpital Brabois et le CAV). Au niveau de chacun des sites, le responsable assure la formation technique, informatique et législative des techniciens. Il revient au clinicien investigateur d'informer les patients et de recueillir leur consentement éclairé en cas d'analyses génétiquement identifiantes ou entrant dans le cadre de la loi Huriet. Les analyses de biologie moléculaire à visée diagnostique ou prédictive seront réalisées par le laboratoire de génétique du CHU, les services d'anatomie pathologique, les services de biochimie et le laboratoire de recherche en oncologie du CAV sont couvert de l'avis du comité de gestion médico-scientifique.

La tumorothèque pourra mettre à la disposition d'un tiers, tout ou partie des échantillons et des données afférentes, sous réserve d'un projet scientifiquement validé et après accord d'un comité de gestion médico-scientifique paritaire.

La composition du comité est la suivante :
- 4 médecins anatomo-pathologiste ou chercheurs (2 CHU et 2 CAV) ;

- 2 représentants du réseau ONCOLOR (1 CHU et 1 CAV) ;

- directeur du CAV ;

- directeur du CHU.

Chaque membre a une voix délibérative. Le comité pourra s'adjoindre, autant que nécessaire toute compétence qu'il jugerait utile. Ces personnes auront voix consultative. Dans le cadre d'une convention de coopération scientifique, le comité pourra mettre à disposition des échantillons sur le territoire national, à des organismes déclarés, habilités à détenir et/ou à utiliser de tels échantillons, ou en dehors du territoire national, à des organismes acceptant, par contrat, de se conformer aux dispositions législatives et réglementaires françaises.

### I.3.2. Le système d'information

Les laboratoires d'anatomie pathologique du CHU sont tous deux équipés du logiciel Diamic® commercialisé par la Société Infologic[12]. Ce logiciel comporte un module de gestion des prélèvements congelés intitulé « tissuthèque ». Les informations afférentes aux prélèvements congelés d'une part et aux données anatomo-pathologiques et administratives d'autre part, sont donc gérées dans une banque de données unique avec un paramétrage conforme à la réglementation en termes de confidentialité et de sécurité informatique. Cette banque a fait l'objet d'une déclaration à la CNIL. Le système d'information du CHU est basé sur le patient. Un dossier minimum commun circulant regroupe les informations administratives et médicales sous une identité permanente unique du patient. Le système est accessible par une interface web (LISA) sur l'intranet du CHU de Nancy.

Au Centre Alexis Vautrin, la collection est gérée à l'aide d'un système informatique interne précisant les données administratives des patients (nom, prénom, numéro dossier médical), le type de tissu prélevé et le diagnostic histologique avec le numéro d'identification anatomo-pathologique et code ADICAP[13] ainsi que la localisation

---

[12] http://www.infologic.fr
[13] http://www.adicap.asso.fr

physique du prélèvement dans le conteneur d'azote. Le suivi de l'utilisation des échantillons cryopréservés est également géré informatiquement. Jusqu'à présent, en dehors des études cliniques, leur utilisation a été essentiellement à visée diagnostique. Dans le cadre du projet d'établissement du CAV, la mise en place du nouveau dossier médical informatisé prévoit la gestion de la tumorothèque et des données anatomo-pathologiques et biologiques. Il est prévu un lien avec les données cliniques du patient.

Dans le cadre du projet, les deux structures s'engagent à équiper leurs laboratoires du même logiciel sous réserve d'une étude de compatibilité avec son propre système d'information. Des connections informatiques existent déjà par un routeur d'interconnexion entre le CHU et le CAV. Les logiciels seront paramétrés de telle sorte que des tris anonymes puissent être réalisés simultanément sur les trois sites. Il sera ainsi facile d'obtenir une information complète sur l'ensemble des échantillons disponibles pour un groupe de patients au niveau du site CHU/CAV, permettant ainsi l'évaluation rapide de la faisabilité de travaux de recherche dans un délai bref.

### I.3.3. Le financement

Le CHU et le CAV prennent en charge les travaux et investissements nécessaires à la mise aux normes et au développement des unités de cryogénie. Ils s'engagent à réaliser les investissements nécessaires et à participer à toute démarche visant à faciliter les échanges de données entre les différentes tumorothèques réparties sur le territoire national. En 2002, le Ministère de la Santé accorde un soutien financier au projet tumorothèque CHU/CAV.

## II. L'ENVIRONNEMENT DE LA TUMOROTHÈQUE DU CENTRE ALEXIS VAUTRIN

### II.1. La méthodologie [45] [61]

Pour connaître l'environnement de la tumorothèque du CAV, la démarche consiste à une analyse des fonctions de la tumorothèque. Cette analyse fonctionnelle appartient à la méthode de l'analyse de la valeur. L'analyse de la valeur est « une méthode de compétitivité » organisée et créative, visant la satisfaction du besoin de l'utilisateur par une démarche spécifique de conception (ou de reconception partielle) à la fois fonctionnelle, économique et pluridisciplinaires.

La tumorothèque n'est plus considérée comme une somme de pièces ou de composants mais comme un ensemble de fonctions à remplir. Les fonctions sont des relations entre le système étudié et le milieu environnant du système soit tous les éléments matériels ou pas, en relation avec celui-ci. Une fonction s'énonce à l'aide d'un terme à l'infinitif suivi d'un ou plusieurs compléments, sa formulation est indépendante des solutions susceptibles de réaliser cette fonction. Toutes ces fonctions sont représentées par la méthode des milieux extérieurs sous forme de « pieuvre » [45].

### II.2. L'analyse fonctionnelle externe

Le terme « analyse fonctionnelle externe » traduit la position que l'observateur adopte par rapport au système étudié, il se situe à l'extérieur.

### II.2.1. La place de la tumorothèque au sein du Centre Alexis Vautrin

Au sein du CAV, différents services interviennent dans la tumorothèque présentée dans la figure n° 4.

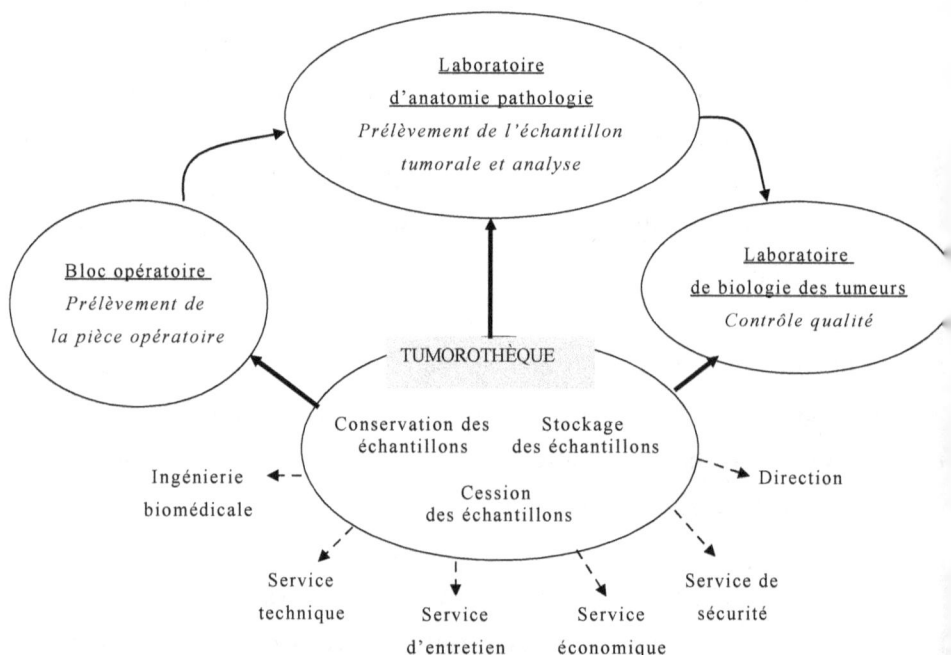

**Figure 4 : l'organigramme fonctionnel de la tumorothèque**

**II.2.2. Les milieux extérieurs de la tumorothèque**

Il est plus intéressant de considérer l'aspect organisationnel de la tumorothèque permettant d'intégrer à l'environnement des éléments situés à l'interface comme les échantillons, les informations. Les milieux extérieurs de l'organisation de la tumorothèque du CAV sont les suivants.

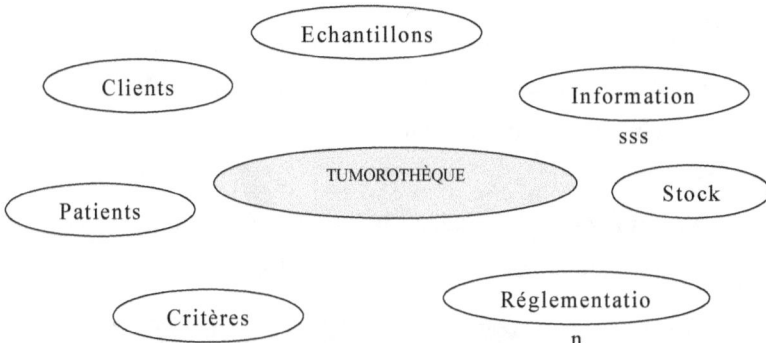

**Figure 5 : les milieux extérieurs de l'organisation de la tumorothèque**

Les définitions des milieux extérieures sont les suivantes :

- *échantillons* : terme générique regroupant les notions de prélèvements, échantillons, extrait .... ;

- *clients* : ce sont les destinataires du produit. Ils peuvent être extérieurs comme les médecins, les chercheurs du CAV ou universitaires ;

- *patients* : ce sont obligatoirement des personnes malades, ce sont des personnes dont l'échantillon tumoral sera congelé ;

- *critères* : ce sont les caractéristiques qualitatives ou quantitatives auxquelles doivent répondre les échantillons sélectionnés. C'est le moyen de traduire les besoins des clients, ils sont précisés à chaque utilisation de la tumorothèque ;

- *réglementation* : contexte éthique et juridique du système tumorothèque ;

- *stock* : « photographie » qualitative et quantitative de l'état de remplissage de la tumorothèque ;

- *informations* : données relatives aux patients ou aux échantillons (caractéristiques, localisation ...).

## II.2.3. Les fonctions de la tumorothèque

Les différentes fonctions numérotées sont les suivantes :

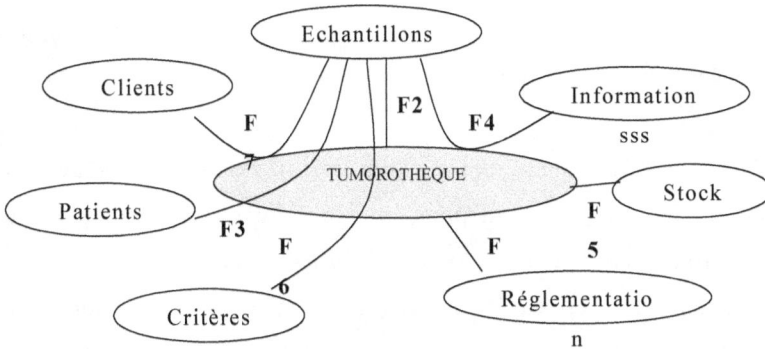

**Figure 6 : la représentation des fonctions de la tumorothèque**

L'énoncé des fonctions de l'organisation tumorothèque est le suivant :

- F1 respecter et anticiper la réglementation ;

- F2 conserver les échantillons ;

- F3 associer des échantillons et des patients ;

- F4 associer des échantillons et des informations ;

- F5 gérer le stock ;

- F6 sélectionner les échantillons selon des critères ;

- F7 fournir des échantillons à des clients.

Pour la fonction F1 *« respecter et anticiper la réglementation »*, il faut aborder l'information du patient voire son consentement et être en règle vis à vis de la confidentialité, c'est à dire la déclaration à la CNIL et les conditions de garantie de l'anonymat.

Pour la fonction F2 *« conserver les échantillons »*, il est nécessaire d'évoquer les facteurs influençant le choix du dispositif de conservation (température, contraintes techniques, facilité d'utilisation ...), les caractéristiques techniques des échantillons conservés (température de conservation, dispositif de secours, type d'alarme reliée à un central d'intervention 24 heures sur 24, maintenance ...).

La fonction F3 *« associer des échantillons et des patients »* concerne le type de patients pour la tumorothèque, les données identifiant chaque échantillon, la codification des données.

Pour la fonction F4 *« associer des échantillons et des informations »*, c'est être en possession des informations médicales relatives à l'échantillon comme le remplissage de la feuille de prélèvement, et l'enregistrement des informations obtenues.

La fonction F5 *« gérer le stock »* concerne l'accès aux échantillons, l'affectation d'une localisation de stockage lors de la saisie, la codification informatique des échantillons, la gestion du stock de la tumorothèque (inventaire physique de la tumorothèque, entrées et sorties de stock, système de purges ...).

La fonction F6 « *sélectionner les échantillons selon des critères* » est la sélection des échantillons selon les critères précis du client avec des propositions des échantillons adéquats.

La fonction F7 « *fournir des échantillons à des clients* » concerne le transport des sérums jusqu'au client et de répondre aux demandes des clients.

### II.3. L'analyse fonctionnelle interne

Après avoir évoqué, l'environnement externe de la tumorothèque , il est nécessaire d'aborder aussi l'environnement interne de la tumorothèque. Pour respecter les recommandations de l'ANAES, il est nécessaire de connaître et d'identifier exactement les différentes étapes du processus de la tumorothèque pour définir le plus exactement possible les différentes fonctions dans le but de les maîtriser et de les améliorer.

#### II.3.1. Les recommandations nationales

L'ensemble des recommandations [7] [39] [38] [81] décrits ci-dessous est réalisé en conformité avec les bonnes pratiques en anatomie pathologie et des laboratoires de biologie médicale. La garantie de la qualité des cellules et tissus tumoraux cryopréservés implique le respect d'un certain nombre de recommandations. Il est essentiel que le délai entre le prélèvement et la congélation de cellules ou tissus tumoraux soit court pour la préservation des ARN dont la demi-vie peut être de l'ordre de quelques minutes. Pour les analyses qui nécessitent une étape de mise en culture de cellules ou tissus, les manipulations du prélèvement doivent le protéger des contaminations et les procédures de congélation doivent préserver la viabilité des cellules. Un contrôle microscopique de la nature de la lésion et de la représentativité des prélèvements congelés est indispensable avant toute analyse moléculaire.

### II.3.1.1. Le recueil et l'acheminement des prélèvements

La prise en charge des prélèvements doit être effective et minutée dès que l'exérèse, la biopsie ont été réalisées. Pour les analyses qui nécessitent une étape de mise en culture de cellules ou tissus, les manipulations du prélèvement doivent le préserver des contaminations (matériel stérile). Le délai entre le recueil du prélèvement et sa congélation doit être connu pour chaque prélèvement. Il doit être le plus court possible.

Chaque prélèvement doit être accompagné d'une feuille à la date du jour, comportant heure et minute de l'exérèse chirurgicale, de la biopsie et heure et minute d'arrivée au laboratoire. Les précautions d'usage dans le transport et les manipulations de ces prélèvements qui sont potentiellement à risque doivent être respectées. Leur traçabilité doit être assurée. Sauf exception, le recueil et l'acheminement des cellules et tissus tumoraux, avant congélation, s'effectuent à température ambiante.

## II.3.1.2. La sélection des fragments à congeler

Pour les pièces opératoires, le ou les fragments de la pièce destinés à la congélation sont choisis par un anatomo-pathologiste en fonction des renseignements cliniques et des données macroscopiques afin de ne pas compromettre le diagnostic. Pour les biopsies, ce choix est fait sur les données macroscopiques recueillies par le médecin préleveur.

Dans tous les cas, le préleveur s'assure qu'un fragment représentatif des lésions, si possible contigu, est fixé pour le diagnostic anatomopathologique microscopique. Pour les prélèvements cytologiques, l'analyse de la représentativité de l'échantillon congelé doit être réalisée. Il est indispensable qu'une partie du prélèvement fasse l'objet d'un contrôle diagnostique cytopathologique. Chaque fois que possible, il est souhaitable de congeler un ou plusieurs fragments de tumeur, et un ou plusieurs fragments de tissu macroscopiquement non envahi. Ces différents fragments d'un même prélèvement doivent faire l'objet d'un étiquetage qui les différencie.

## II.3.1.3. Le conditionnement des prélèvements

Le conditionnement des prélèvements doit être fait par du personnel formé à ces techniques et avec un nombre minimum d'intervenants. Il est recommandé de conditionner les prélèvements dans des tubes ou des sachets adaptés à la cryogénie, qui ferment hermétiquement et résistent à - 196°C. Pour les culots et suspensions cellulaires, le nombre de cellules contenues dans chaque tube doit être connu, ainsi que la composition du milieu de suspension ou du liquide de conservation et le caractère stérile ou non du prélèvement. Pour les prélèvements tissulaires, il est souhaitable que le fragment soit mis à plat et orienté sur un support rigide qui sera introduit dans le tube ou sachet de congélation. Ceci permet de réaliser plus facilement des coupes lorsque le fragment est congelé. L'addition ou non d'un milieu d'enrobage et l'utilisation de procédures stériles pour la préparation des échantillons doivent être connues. La congélation doit se faire le plus rapidement possible par immersion du tube ou du sachet dans un fluide réfrigérant. La chaîne du froid ne doit pas être rompue jusqu'à l'utilisation finale du prélèvement. Pour les analyses nécessitant une étape de mise en culture, les procédures de congélation doivent préserver la viabilité des cellules.

Pour les prélèvements destinés à une analyse d'ARN, la rapidité avec laquelle le prélèvement est congelé est essentielle pour la préservation des ARN dont la demi-vie peut être très courte (quelques minutes). De plus, les ribonucléases, présentes au niveau de la peau, sont ubiquitaires et difficiles à inactiver. Elles résistent à l'autoclavage et des précautions sont nécessaires pour prévenir les contaminations. Des gants doivent être portés pour toute manipulation et changés autant que nécessaire afin d'éviter toute contamination. Le matériel destiné à entrer en contact avec les tissus doit être stérile, ou à usage unique, ou traité avec un liquide dépourvu de ribonucléases. Lorsque les prélèvements destinés à une analyse d'ARN nécessitent un liquide de conservation, celui ci doit être exempt de ribonucléases.

L'identification du prélèvement doit être faite sur le tube ou le sachet en veillant à l'emploi de moyens adéquats pour préserver la lisibilité (caractères de taille suffisante, majuscules, encre noire permanente, crayons et/ou étiquettes cryogéniques). Une double identification du prélèvement est recommandée chaque fois que possible avec à la fois le numéro d'enregistrement au laboratoire, et au moins les trois premières lettres du nom du malade inscrites en majuscules. Ceci a pour but d'assurer la traçabilité du prélèvement.

### II.3.1.4. La conservation des prélèvements

La conservation des prélèvements soit en azote liquide, soit en vapeurs d'azote liquide, soit en congélateur garantissant le maintien d'une température inférieure à -70°C est indispensable. Un enregistrement continu écrit de la température des congélateurs doit assurer la traçabilité de la chaîne du froid. Les appareils de conservation doivent être placés dans une pièce fermant à clé et climatisée avec un système d'alarme garantissant le maintien de la température requise. A proximité des appareils de conservation, un appareil de secours doit être maintenu en état de marche afin de pouvoir y transférer les prélèvements en cas de défaillance technique.

Une procédure doit être mise en place pour la vérification régulière des dégivrages, des températures indiquées, du bon état de marche de l'enregistrement des températures et des alarmes. Il faut établir également des procédures décrivant ce qui doit être fait et par qui, lorsqu'un congélateur ou une cuve d'azote tombe en panne. Il faut afficher ces procédures à coté du congélateur ou de la cuve.

### II.3.1.5. La traçabilité des prélèvements

La traçabilité est l'ensemble des informations et mesures prises pour suivre et retrouver rapidement l'ensemble des étapes allant de l'examen clinique du donneur à l'utilisation de cet élément ou produit du corps humain, en passant par le prélèvement, la transformation, la conservation, le transport, la distribution. Elle passe par la tenue de documents écrits parfaitement archivés : cahiers de laboratoires, modes opératoires, procédures. Elle doit être assurée dans tous les cas, notamment lorsqu'il y a des prélèvements successifs pour un même malade et lorsqu'un même prélèvement fait l'objet de plusieurs analyses successives.

### II.3.1.6. La distribution des prélèvements intra et inter-laboratoires pour la réalisation des analyses moléculaires

Il est essentiel qu'aucune analyse complémentaire ne soit réalisée sur un prélèvement tumoral sans qu'il n'y ait eu un contrôle anatomo-pathologique microscopique préalable. Ce contrôle permet de vérifier que le prélèvement concerne bien une zone tumorale et apprécie la qualité du tissu. En cas de transmission de matériel sous forme congelée, et non sous forme d'ADN ou d'ARN, il faut veiller à éviter une rupture de la chaîne du froid. Une information systématique sur la qualité du matériel congelé doit être assurée. Toute anomalie majeure doit entraîner une enquête. Il est recommandé qu'une information sur l'utilisation scientifique des prélèvements soit renvoyée au centre transmetteur. Il est recommandé qu'à l'échelon local, une charte des utilisateurs soit constituée et diffusée.

Après avoir exposé les recommandations de l'ANAES, il est nécessaire de connaître l'environnement interne de la tumorothèque. L'outil le plus adapté est le diagramme « bloc-actions » permettant une vision dynamique du système.

### II.3.2. Le diagramme « blocs-actions » [51]

Le diagramme « blocs–actions», figure n° 7, permet d'avoir une vision dynamique du système. La représentation des flux permet d'envisager les alternatives en cas de choix ou de dysfonctionnements. Le schéma permet de mettre en évidence les interactions entre les différents partenaires du système : le bloc opératoire, le laboratoire d'anatomie pathologique et le laboratoire de biologie des tumeurs.

Le chirurgien prélève la pièce opératoire, elle est acheminée le plus rapidement possible au laboratoire d'anatomie pathologique avec sa feuille de prélèvement. La chirurgie a longtemps représenté le traitement standard des cancers, et elle conserve une place de choix. Elle s'intègre maintenant dans l'ensemble des thérapeutiques, et son moment a autant d'importance que les possibilités techniques. Avant de traiter une lésion d'aspect cancéreux, il est obligatoire d'avoir une preuve histologique. Le chirurgien doit donc prélever un volume tumoral suffisant et représentatif de la tumeur et le confier en entier sans le découper au laboratoire avec tous les renseignements cliniques nécessaires. La pièce opératoire est l'exérèse de l'ensemble de la tumeur avec une marge de sécurité suffisante avec l'ensemble des éléments cellulo-lymphatiques et veineux pouvant être envahis par les extensions régionales de la tumeur. Cette pièce opératoire est confiée à l'anatomo-pathologiste sans être disséquée, orientée par rapport aux limites du champ opératoire. L'anatomo-pathologiste sélectionne le fragment, congèle l'échantillon dans une petite bonbonne d'azote liquide. La pièce opératoire est analysée et un compte rendu est établi.

En cas de tumeur, l'échantillon est stocké dans son conditionnement définitif (azote liquide à $-196°C$ ou congélateur à $-80°C$) après saisit informatique de l'échantillon et attribution d'un emplacement et un numéro d'enregistrement. En mars 2004, la phase de contrôle de qualité de l'échantillon est en cours de mise en place.

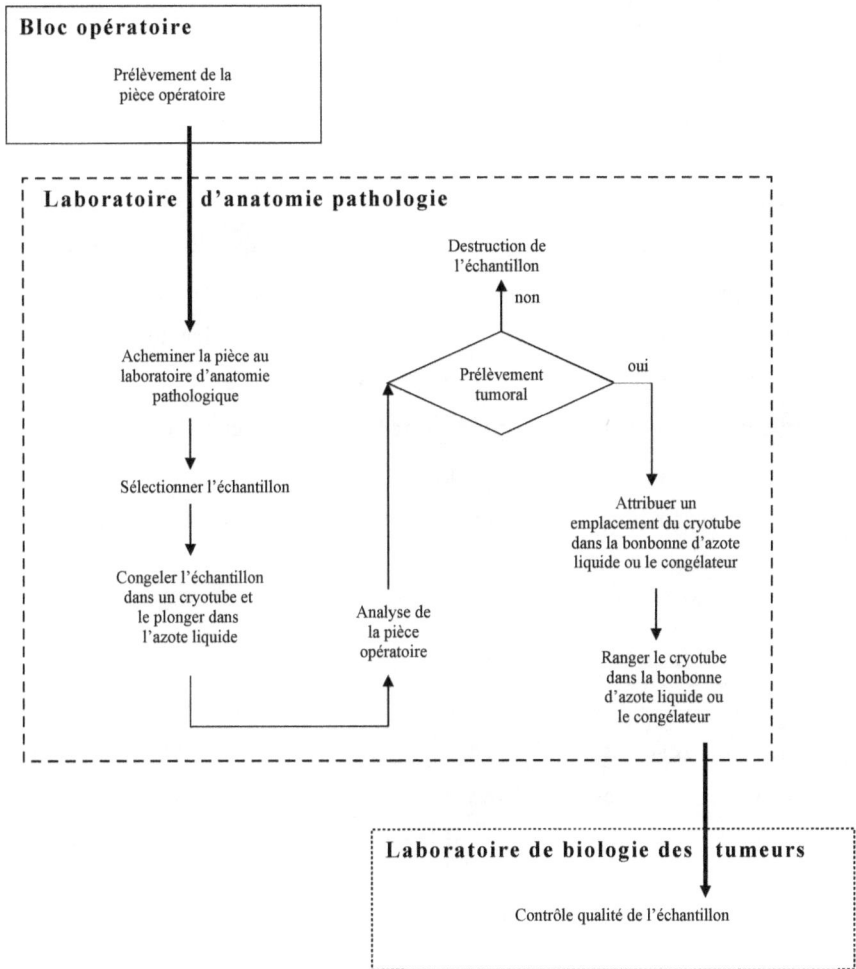

**Bloc opératoire**

Prélèvement de la
pièce opératoire

**Laboratoire d'anatomie pathologie**

Destruction de
l'échantillon

non

Acheminer la pièce au
laboratoire d'anatomie
pathologique

Prélèvement
tumoral

oui

Sélectionner l'échantillon

Attribuer un
emplacement du cryotube
dans la bonbonne d'azote
liquide ou le congélateur

Congeler l'échantillon
dans un cryotube et
le plonger dans
l'azote liquide

Analyse de
la pièce
opératoire

Ranger le cryotube
dans la bonbonne
d'azote liquide ou
le congélateur

**Laboratoire de biologie des tumeurs**

Contrôle qualité de l'échantillon

**Figure 7 : le diagramme « bloc-actions » de la tumorothèque**

Selon les recommandations de l'ANAES, le délai d'acheminement
de la pièce opératoire après l'exérèse doit être de courte durée, 15
minutes [81]. Pour évaluer ce délai au CAV, une enquête
d'observation fut réalisée au bloc opératoire.

### II.3.3. Le bloc opératoire [12] [43]

II.3.3.1. L'enquête d'observation

Cette enquête s'est déroulée le matin sur une semaine en janvier 2003. L'objectif principal est d'estimer le temps de transport de la pièce opératoire entre le bloc opératoire et le laboratoire d'anatomie pathologie. Les objectifs secondaires sont de décrire les différentes étapes du processus, identifier les problèmes et de proposer des solutions. Le circuit de la pièce opératoire est décrit sur la figure n° 8. Les personnes impliquées dans ces étapes sont les chirurgiens, les infirmières du bloc opératoire (IBODE), les brancardiers, les agents services hospitaliers.

Sur une dizaine opération suivie, l'enquête montre que les prélèvements sont acheminés avec un délai supérieur à 15 minutes après l'exérèse, les prélèvements sont emballées de façon simple mais sécurisant, les conditions de transport sont adéquates dans une mallette accompagné par le cahier de suivi du prélèvement du bloc opératoire. Sur ce cahier, il est noté le nom du patient, le nombre de prélèvement correspond à chaque patient, l'heure de sortie et l'heure d'arrivée au laboratoire d'anatomie pathologie avec la signature du brancardier et de la technicienne du laboratoire.

Patient dans la salle opératoire

|

Exérèse de la pièce opératoire
(PO) par le chirurgien

|

PO est donnée à IBODE
instrumentiste

|

IBODE instrumentiste donne
la PO à IBODE de la salle

|

PO est déposée dans          L'infirmière remplit
un haricot cartonné    ⟶      la feuille de
                             prélèvement

|

Haricot est emballé dans un morceau de feuille
non tissé bleu ou jaune

|

L'ensemble est emballé dans un sac
plastique, noué avec un morceau de
sparadrap

L'étiquette du patient est collée sur le
sac

> 15 min

Le patient est recousu    ⟶    Le chirurgien quitte la salle d'opération

|                              ↓

Le patient sort de la salle         Le chirurgien complète
d'opération vers la salle de réveil   et signe la feuille de prélèvement

|

L'infirmière sort les différents prélèvements et la feuille de prélèvement de la salle
d'opération et les dépose sur l'étagère destinée à l'anapath située à l'entrée du bloc
opératoire

|

Le brancardier met dans une caisse rouge tous les prélèvements
et note sur un cahier le nombre de prélèvement pour chaque
patient

|

Entre deux activités, le brancardier va au
laboratoire d'anapath déposer les
prélèvements

↓

La technicienne du laboratoire anapath vérifie la concordance
entre les prélèvements et le cahier du bloc opératoire

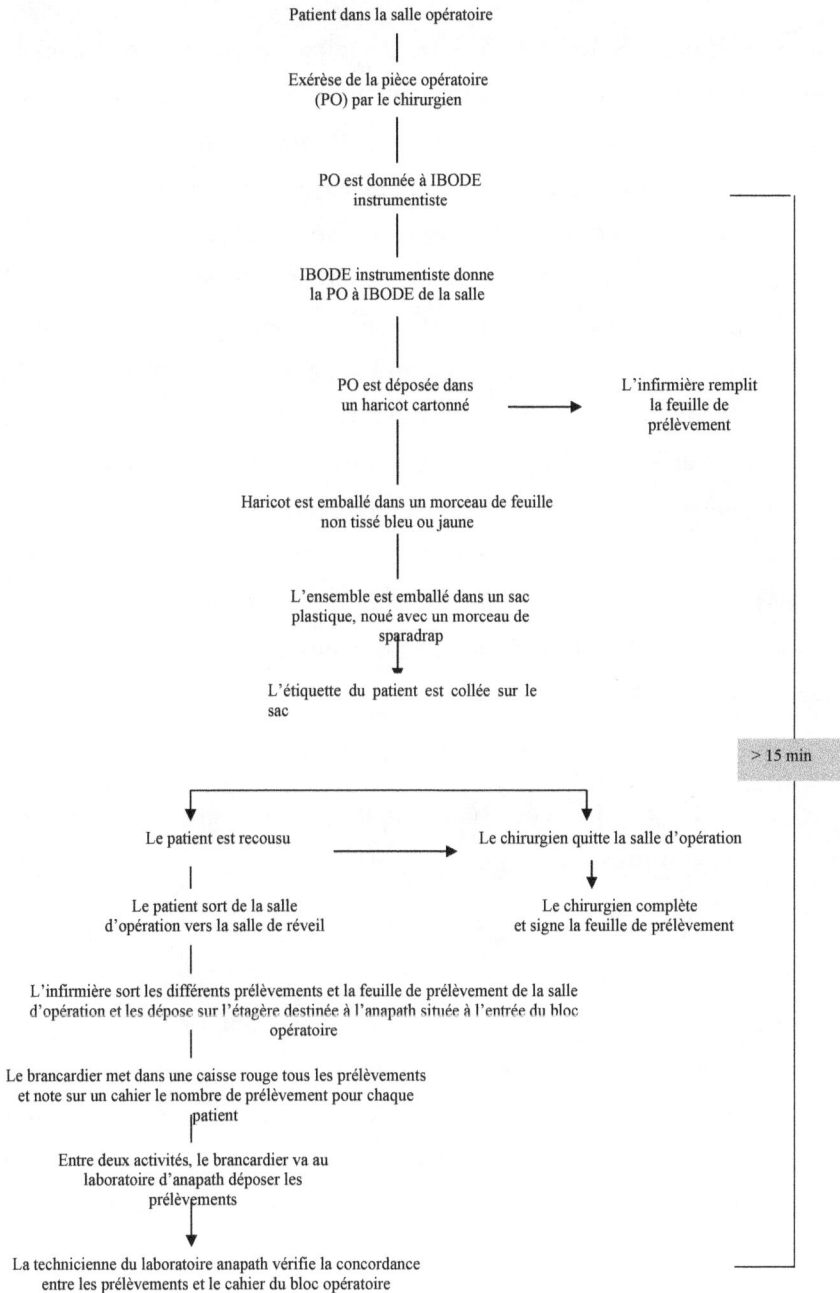

**Figure 8 : le circuit de la pièce opératoire**

- 119 -

Suite à l'analyse de l'étude, le principal problème est que le prélèvement n'est pas considéré comme une priorité par le service par manque de personnel. Au bloc opératoire, l'objectif est centré sur le patient, c'est à dire que la mission principale du brancardier est d'acheminer les patients à opérer vers le bloc opératoire puis vers les services de soins. Entre deux patients, le brancardier prend en charge les pièces opératoires pour les amener au laboratoire d'anatomie pathologie. Un autre problème constaté est que sur la feuille de prescription il manque parfois l'heure d'exérèse et la signature du médecin. A la suite de cette étude, des recommandations simples sont instaurées comme la vérification de la signature du médecin sur la feuille de prescription. Pour argumenter le besoin d'une personne supplémentaire au bloc opératoire pour se charger du transport des pièces opératoires, une deuxième étude fut réalisée.

### II.3.3.2. L'étude des heures d'exérèse des pièces opératoires

Sur une période de trois semaines (7 mai au 11 juin 2003), le cadre infirmier du bloc opératoire a relevé l'heure d'exérèse d'une pièce opératoire et l'heure d'arrivée au laboratoire d'anatomie pathologie. Pour les 98 prélèvements de l'analyse, il y a une confirmation du temps de latence entre l'exérèse et le laboratoire d'anatomie pathologie supérieur à 15 minutes. Les horaires d'exérèse se situe principalement entre 9h00 et 16h00. Cette analyse a confirmé les résultats précédents.

En conclusion, pour être conforme aux recommandations de l'ANAES [81], il est nécessaire d'avoir du personnel du bloc opératoire destiné spécifiquement au transport des prélèvements dans la tranche horaire 9h00-16h. Un projet est à l'étude pour affecter du personnel à la fois au transport des prélèvements et à l'activité de pré-désinfection du matériel du bloc opératoire. Ce personnel doit appartenir au bloc opératoire mais il ne doit pas être physiquement dans le bloc opératoire sinon il devra sans arrêt s'habiller et se déshabiller pour emmener les prélèvements au laboratoire d'anatomie pathologie.

## III. LES ASPECTS TECHNIQUES DE LA TUMOROTHÈQUE

En dehors des contraintes majeures d'organisation, la constitution d'une tumorothèque pose également des problèmes d'ordre matériel :

- la mise à disposition d'un local de stockage adéquat ;

- le coût en personnel pour la congélation, le stockage et la gestion des prélèvements ;

- le coût en matériel de stockage et en maintenance ;

- la maintenance de l'azote liquide, la surveillance des congélateurs à basse température.

Concernant les aspects techniques de la tumorothèque du CAV, les premières étapes sont le choix du mode de congélation et de l'aménagement du local tumorothèque.

### III.1. Le matériel de cryoconservation

#### III.1.1. Les différents modes de conservation

Le mode de conservation des biothèques et donc de la tumorothèque est la cryoconservation. L'eau étant le constituant majoritaire de tout tissu vivant, les phénomènes de congélation et de décongélation sont liés directement aux propriétés de l'eau à basse température. Le stockage des échantillons peut être réalisé dans des congélateurs à basse température à – 80°C ou dans des conteneurs d'azote liquide.

Le stockage en congélateurs présente l'avantage de permettre l'accumulation d'un nombre important de spécimens tissulaires. Dans un modèle standard, il est possible de conserver plus de 30 000 tubes à cryocongélation de 2 ml. Ces congélateurs sont cependant coûteux, sujets à des dysfonctionnements mécaniques et électriques, avec la possibilité de perte partielle ou totale des échantillons en cas de panne électrique. La conservation en conteneurs d'azote liquide est plus souple. C'est un mode de stockage silencieux, sans nuisances sonores ni thermiques, d'une grande fiabilité et assurant les conditions de conservation optimales à – 196°C. Les inconvénients sont liés aux contraintes de l'approvisionnement en azote liquide devant être régulier, le prix de l'azote liquide, à l'encombrement important de ce mode de stockage et les exigences de sécurité de l'utilisation et de stockage de l'azote liquide. Les tubes contenant les échantillons sont d'accès relativement difficile et les opérations de rangement sont nettement plus laborieuses que celles inhérentes à un stockage en congélateur [79].

### III.1.2. La démarche pour la tumorothèque

Pour la tumorothèque, l'estimation est de 2 500 à 3 000 tubes d'échantillons par an. La question est de savoir s'il faut stocker les futurs échantillons dans une bonbonne d'azote liquide, dans un congélateur à – 140°C ou dans un congélateur à – 80°C.

Pour les congélateurs à – 140°C, congélateur horizontal avec de l'azote liquide, la capacité de stockage est faible de 12 000 tubes soit un remplissage en quatre ans selon nos estimations avec un coût très élevé (20 000 € HT). Ce mode de stockage a été rapidement éliminé. Après comparaison entre l'azote liquide et le congélateur à – 80°C, notre choix s'est porté sur un congélateur à – 80°C de 500 litres de capacité moyenne de 32 000 tubes permettant un remplissage du congélateur au bout de 8 à 10 ans.

Un cahier des charges a été établi en février 2003. Selon les recommandations de l'ANAES [81], pour chaque congélateur en fonctionnement, un congélateur de secours doit être maintenu en état de marche afin de pouvoir y transférer les prélèvements en cas de défaillance technique. Ainsi, le cahier des charges comprend l'achat de deux congélateurs à – 80°C verticaux, les racks de rangements pour un congélateur complet. Ce cahier exclut l'enregistrement analogique de température 24 heures sur 24, et le dispositif de sécurité (bonbonne de $CO_2$). Pour sélectionner notre fournisseur, nos critères de choix retenus sont la capacité de rangement du congélateur, ses différentes alarmes, ses dimensions, son affichage numérique de la température en temps réel, son prix et la fiabilité du fournisseur. Au cours du troisième trimestre 2003, les deux congélateurs de type Sanyo® de 519 litres de capacité de 32 000 tubes chacun sont installés. Sur chaque congélateur, un panneau de contrôle indique la température par affichage digital à l'intérieur du congélateur, la valeur de référence est – 85°C. Les autres touches de fonctionnement du panneau de contrôle sont les alarmes visuelles et sonores de température basse et haute fixées à ± 5°C, une touche test d'alarme contrôlant le système d'alarme et un indicateur visuel d'empoussièrement du filtre du condensateur. Chaque congélateur est branché sur un circuit électrique protégé. Dans chaque congélateur, une sonde interne de température est installée et reliée au logiciel informatique de gestion des chambres froides de l'établissement permettant la traçabilité de la chaîne du froid en continu avec une sauvegarde des données mensuelles. Ce logiciel est relié à une alarme lumineuse et sonore au poste de sécurité de l'établissement.

Après avoir choisi les congélateurs à – 80°C pour les futurs échantillons de la tumorothèque, il sera nécessaire de faire transférer les anciens échantillons conservés dans l'azote liquide.

### III.2. Le local tumorothèque

Le local tumorothèque se situe dans le laboratoire d'anatomie pathologie. Il est conforme aux normes de sécurité de stockage de l'azote liquide.

### III.2.1. Les normes de sécurité [2] [3]

#### III.2.1.1. Les caractéristiques de l'azote liquide

Rutherford a découvert l'azote en 1772 et Lavoisier lui a donné son nom issu de la racine grecque *Zoé* (vie) et du préfixe privatif *a* (sans) : azote, sans vie. L'azote est l'élément le plus courant à l'état libre sur terre. L'air ambiant contient 78 % d'azote, 21 % d'oxygène et 1 % de gaz rares. L'azote est un gaz inerte, incolore, inodore, sans saveur n'entraînant aucun réaction biologique. A la pression atmosphérique, l'azote est sous forme liquide à une température de – 196°C. A température ambiante, l'azote gazeux est à peine plus léger que l'air. La formule importante a retenir est la suivante :

**1 litre d'azote liquide donne par réchauffement 680 litres d'azote gazeux**

#### III.2.1.2. L'identification des risques

Les principaux risques sont la suppression, l'anoxie et la brûlure.

✓ *Le risque de surpression*

Dans un laboratoire, l'azote est principalement utilisé sous sa forme liquide à – 196°C. Stocké dans des réservoirs cryogéniques conçus selon le principe du vase de Dewar. Un bouchon est simplement posé sur le col du réservoir. Il n'obture pas de façon hermétique le réservoir afin de permettre l'évaporation naturelle de l'azote gazeux. Si par mégarde de la glace ou un bouchon inadapté obture le col du bidon, la pression intérieure dans le récipient monte, provoquant une éjection puissante du bouchon voire l'éclatement du récipient, figure n° 9.

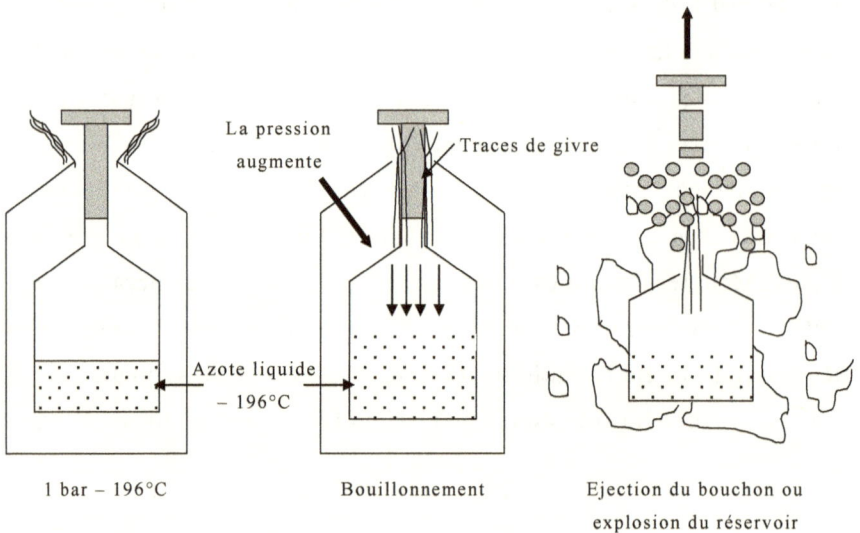

Figure 9 : le risque de surpression de l'azote liquide – 196°C

Donc, la bouteille « thermos » de type cafetière isotherme, n'est pas un réservoir cryogénique adapté au stockage de l'azote liquide car son bouchon vissé crée toutes les conditions pour réaliser une surpression.

✓ *Le risque d'anoxie*

C'est le risque le moins fréquent mais le plus dangereux car il peut provoquer la mort. Dans une salle cryogénique, l'évaporation naturelle des récipients, leur remplissage et la manipulation des échantillons stockés provoquent une vaporisation d'azote liquide.

Celle-ci peut augmenter fortement en cas de mauvaise manipulation ou de défaut de fonctionnement de l'installation. L'azote est insidieux, comme tout gaz neutre, il est inodore. Si la salle n'est pas suffisamment ventilée, la production d'azote gazeux peut entraîner un appauvrissement de l'atmosphère en oxygène.

Les signes cliniques de l'anoxie apparaissent à partir d'une teneur en oxygène de 18 %. Ces signes sont des maux de tête, des nausées, un engourdissement, une gêne à la parole, mais ils sont inconstants et parfois non reconnus par les personnes exposées qui s'asphyxient progressivement. Des ambiances où la concentration en oxygène est inférieure à 10 % provoquent une asphyxie rapide en moins de 3 minutes avec coma et décès de la victime.

✓ *La prévention de la brûlure*
Lors de la manipulation des échantillons et plus généralement lors de toute mise en œuvre d'azote liquide, il est important de se protéger du risque de projections. Celles-ci provoquent des brûlures cryogéniques pouvant avoir de graves conséquences, particulièrement lorsqu'elles concernent les yeux ou le visage. Avant toute manipulation, outre le port de gants adaptés, il est nécessaire de mettre des lunettes de sécurité ou une visière de protection. Le port de lunettes correctives ne constitue pas une protection. Pour la protection des pieds, le port de chaussures fermées est recommandé.

Le contact de la peau avec des matériaux froids provoque des brûlures cryogéniques. L'aménagement intérieur des équipements ou les échantillons ne doivent jamais être touchés ou saisis à main nue.

Toute manipulation nécessite le port de gants de protection adaptés à une utilisation en milieu cryogénique. A noter que les mains ne doivent en aucun cas être immergés dans l'azote liquide, même lorsqu'elles sont protégées.

### III.2.2. L'aménagement du local tumorothèque

Dans le service d'anatomie pathologie, un local est réservée à la tumorothèque. Ce local comprend un sas et une pièce d'environ 16 m$^2$ dite « tumorothèque » avec accès par digicode alphanumérique. La porte d'accès est munie d'une barre anti-panique et d'un oculus. Dans la pièce sont installés deux miroirs permettant une vision totale de la pièce par l'oculus de la porte.

L'aménagement de la pièce est conforme au Code du Travail, sur les règles d'hygiène et de sécurité pour l'utilisation de l'azote liquide. La pièce est climatisée, l'alarme température haute est de 25°C avec comme consigne de température d'ambiance de 22°C . Il existe un système d'extraction d'air en partie basse avec une entrée d'air frais fonctionnant en continu. Le renouvellement du local est de 26 fois par heure avec un débit mesuré à petite vitesse de 180 m$^3$/h et à grande vitesse de 390 m$^3$/h. Un capteur d'oxygène est placé au niveau de l'emplacement des bonbonnes d'azote liquide et contrôle en continu la teneur en oxygène. Un seuil de détection d'oxygène de 19 % entraîne l'enclenchement automatique de la ventilation extraction à grande vitesse. Les autres alarmes de la pièce sont trois détecteurs de niveau indépendants les uns des autres placés sur chaque bonbonne d'azote liquide. Les autres alarmes sont le défaut électrique de la ventilation, le déclenchement du clapet coupe-feu et le défaut aéraulique ventilation par pressostat. Une douche de sécurité est installée dans le sas. Des gants spécifiques à la cryogénie sont disponibles ainsi que des visières de protection. A l'extérieur du sas, une armoire de secours est installée comprenant un cagoule de respiration autonome Oxalair®, une bouteille d'oxygène et un insufflateur manuel permettant le sauvetage d'une victime en cas d'anoxie. Cette cagoule est un équipement autonome délivrant dès sa mise en service de l'oxygène pour assurer une protection respiratoire pendant 30 minutes. Elle est composée d'une enceinte flexible supportant une visière transparente traitée anti-buée, d'un système d'épuration avec deux cartouches de chaux sodée pour absorber le $CO_2$ [78].

Toutes les alarmes sont relayées dans un boîtier de contrôle centralisant toutes les alarmes situé dans le couloir de passage du service du laboratoire d'anatomie pathologie. Il existe une boîtier spécifique pour le capteur d'oxygène, la teneur en pourcentage d'oxygène dans la pièce est affiché continuellement. Toutes ces alarmes sont renvoyés au poste de sécurité sous la forme d'une seule alarme de synthèse. Les personnes impliquées dans la tumorothèque suivent une fois par an une formation sur la sécurité lors de la manipulation de l'azote liquide avec notamment l'utilisation de la cagoule de secours Oxalair®.

Pour répondre aux exigences de l'ANAES, les responsables de la tumorothèque décident de mettre la tumorothèque sous assurance qualité.

# IV. L'ASSURANCE QUALITÉ DE LA TUMOROTHÈQUE

## IV.1. L'assurance qualité

### IV.1.1. La définition de l'assurance qualité

Par définition, l'assurance de la qualité est *« une partie du management de la qualité visant à donner confiance en ce que les exigences pour la qualité seront satisfaites »* [69]. Elle permet de fournir les preuves objectives que le produit ou le service satisfait ou peut satisfaire les besoins du client. C'est un ensemble de preuve que l'entreprise se donne à elle-même ou qu'elle met à la disposition du client. Pour mettre en place l'assurance de la qualité, il est nécessaire d'élaborer une documentation. En effet, concevoir, produire et distribuer engendrent une masse d'informations importante. Ces différentes informations donneront naissance à une suite de documents (manuel, procédures, instructions, fiches ...) qui devront impérativement être structurés. Le système de documentation doit être complet mais sans excès et efficace en prouvant que la qualité est gérée. Il peut couvrir différents domaines comme l'organisation, les études, l'approvisionnement, les matières et les produits, la production, la manutention, la maintenance, les contrôles et les essais, les appareils de mesures, les documents etc.

### IV.1.2. La méthodologie [45] [61]

La solution consiste à répartir les documents qualité, en quatre niveaux représentés sous forme de pyramide, figure n° 10, avec le manuel de qualité, les procédures générales, les documents opérationnels comme les instructions, modes opératoires, méthodes de mesure et les enregistrements, indicateurs, documents de références.

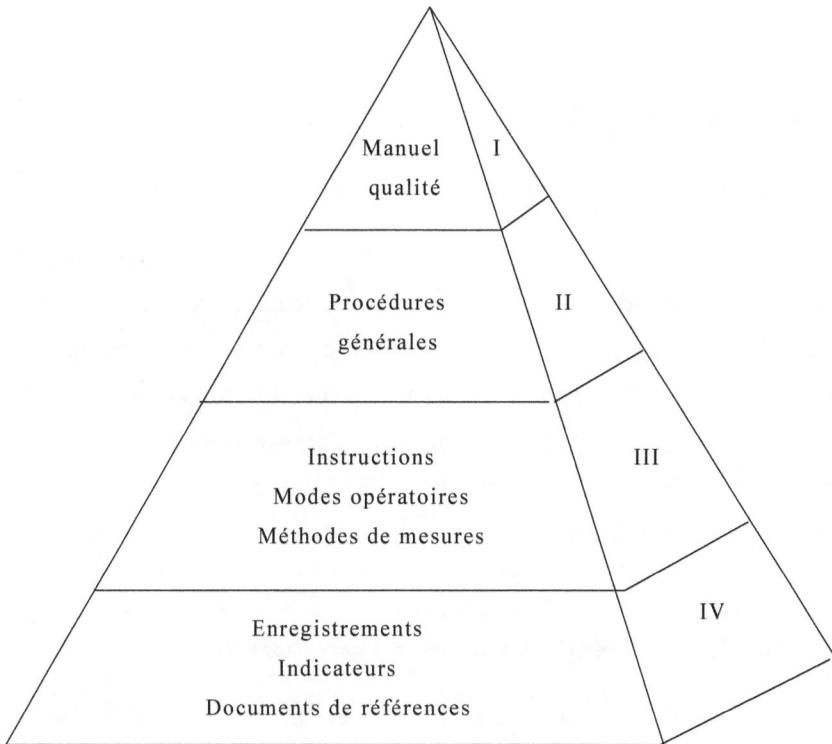

Manuel qualité — I

Procédures générales — II

Instructions
Modes opératoires
Méthodes de mesures — III

Enregistrements
Indicateurs
Documents de références — IV

**Figure 10 : La pyramide documentaire**

Les documents du niveaux I et II sont des vecteurs de confiance envers l'organisation. Il faut les diffuser et les utiliser comme outils promotionnels de qualité. Ces documents sont dits « statiques » c'est à dire applicables dans l'état jusqu'à ce que des modifications de processus apparaissent, faisant l'objet de mises à jour. Les documents des niveaux III et IV matérialisent précisément le savoir-faire de l'entreprise. A ce titre, ils ne doivent pas être diffusés à l'extérieur. Cependant, les documents relatifs à des produits ou services liés à un client peuvent être consultables par lui-même, dans les locaux.

## IV.2. La pyramide documentaire de la tumorothèque

### IV.2.1. Le niveau IV : les enregistrements

Les documents appartenant à ce niveau, sont utilisés au quotidien. Il faut conserver les résultats de mesures, compte-rendus de revue qualité, tableaux de bord, réclamations clients etc. Ces documents sont appelés des enregistrements. Pour la tumorothèque, les enregistrements sont la feuille de prescription du médecin concernant la pièce opératoire, la feuille de suivi de la consommation d'azote liquide.

### IV.2.2. Le niveau III : les documents opérationnels

A ce niveau, il s'agit de formaliser le savoir faire de la tumorothèque de manière à la rendre moins vulnérable face aux divers aléas pouvant surgir. Les documents opérationnels sont :
- les méthodes de travail, c'est à dire les documents décrivant une action effectuée par une seule personne ou les membres d'un même service, comme les instructions, les modes opératoires, les fiches de postes, les protocoles, les préconisations, les formulaires d'enregistrement ... ;

- la définition des produits avec le cahier des charges, les plans, les gammes, les formules, les spécifications ....

Pour la tumorothèque, les documents opérationnels sont :
- le plan de la pièce indiquant les installations électriques, les gaines de ventilation ;

- le mode d'emploi des congélateurs à − 80°C et du détecteur de niveau d'azote liquide ;

- le cahier des charge du congélateur, sa facture ;

- le futur cahier des charges du système informatique de gestion des échantillons ;

- le contrat d'Air Liquide [31] pour l'azote liquide ;

- les protocoles.

Les protocoles concernent le local avec, par exemple, le protocole sur le changement du code d'accès ou la gestion des alarmes de la pièce. Pour les équipements, les protocoles concernent le rangement dans le congélateur, le remplissage des bonbonnes d'azote etc. Concernant le personnel, les protocoles d'intervention sont rédigés en cas de brûlure cryogénique, ou en cas d'anoxie dans la pièce tumorothèque. Pour regrouper les protocoles et surtout comprendre les différents flux de la tumorothèque, il est possible de rédiger un manuel qualité.

### IV.2.3. Le niveau II et I : le manuel qualité

Le manuel d'assurance qualité est *« un document spécifiant le système de management de la qualité de l'organisme »* [69]. Le manuel qualité est utilisé en interne comme support d'aide à la maîtrise de la qualité et peut éventuellement servir en externe pour rassurer les clients sur la maîtrise du système qualité. Les propriétés du manuel d'assurance qualité sont les suivantes :

- un caractère évolutif du manuel qualité notamment en tant qu'élément représentatif d'un système appelé à évoluer ;

- un caractère explicatif dans lequel les exclusions concernant par exemple, les achats, sont mentionnées et justifiées

- un caractère référentiel contenant ou non les documents types, c'est à dire les cinq procédures obligatoires et celles dont l'entreprise a besoin, le choix de les insérer dans ce manuel appartient à chacun.

- un caractère descriptif en présentant l'articulation des différents processus de l'entreprise.

La gestion documentaire du manuel qualité de la tumorothèque provient de la rédaction des procédures. [45] Par définition, une procédure est *« une manière spécifiée d'effectuer une activité ou un processus »* [69]. Chaque procédure décrit un processus en la décomposant en étapes successives, une procédure devant décrire un processus et devant être simple. En fait, la procédure a plusieurs fonctions : décrire ce qui est fait pour permettre à l'auditeur de vérifier que les choses se déroulent comme prévu, permettre de mettre de l'ordre dans les processus et informer les nouveaux opérateurs. Les procédures peuvent faire l'objet d'un document, souvent normalisé pour être clair et explicite, ce sont des procédures documentées. Elles sont enregistrées sur support papier ou informatique. Au minimum, pour la tumorothèque, il est possible d'envisager une procédure documentée pour :

- la politique qualité et les objectifs qualité ;

- la maîtrise des documents ;

- l'identification, le stockage, la protection, l'accessibilité et la suppression des enregistrements ;

- la responsabilité, la conduite et la restitution des audits internes ;

- le traitement des produits non-conformes ;

- la mise en œuvre des actions correctives ;

- la mise en place d'une démarche d'actions préventives.

Une exemplaire non validé du manuel qualité est rédigée mais il est confidentiel. Ce manuel qualité s'inspire du manuel qualité de l'Établissement Français des Greffes [37].

## IV.3. L'évaluation financière de l'activité de la tumorothèque [4] [11]

### IV.3.1. L'objectif

La connaissance du coût de revient permet aux responsables de l'établissement d'apprécier l'impact financier et organisationnel de la mise en place de la tumorothèque, de disposer des informations utiles pour appréhender et éradiquer les surcoûts liés à des dysfonctionnements. Ce coût permet également à l'établissement de présenter aux autorités de tutelle un justificatif financier pour l'activité tumorothèque. Pour déterminer ce coût de revient, l'étude de coût adoptant la méthode ABC (Activity Based Costing) est la plus adaptée.

Développée à l'origine aux Etats Unis dans un contexte industriel, la méthode ABC s'adapte aux activités médico-techniques telles que les activités de laboratoire et donc de la tumorothèque. La méthode ABC est une méthode d'affection des coûts et non un concept comptable. L'originalité de cette méthode se base sur la mise en évidence de relations de causes à effets, c'est à dire que toute action effectuée dans l'organisation doit répondre à un besoin. Elle met en relief les compétences présentes dans l'organisation, les ressources utilisées et la manière dont elles le sont pour satisfaire les besoins. Elle permet d'affecter des coûts indirects et des coûts communs à des produits spécifiques lorsque ces coûts sont liés à des ressources consommées.

### IV.3.2. Le coût de revient d'un tube congelé [11] [15]

Pour connaître le coût de revient, la première étape est de développer une réflexion sur les activités [9] de la tumorothèque. Cette étape comprend uniquement les activités liées spécifiquement à la tumorothèque, c'est à dire l'activité affectée au bloc opératoire n'est pas prise en compte. Ceci a conduit à découper l'activité globale en une série d'activités, elles-mêmes détaillées en tâches élémentaires. Cette étape utilise comme support les données de l'environnement interne et externe de la tumorothèque.

A partir de cette trame, il est possible de reprendre chaque activité et chaque tâche afin de dégager d'une part, la catégorie de personnel concernée par cette tâche, et, d'autre part, l'inducteur de coûts associé. Pour connaître ce coût, l'accent a été mis tout particulièrement sur les points suivants :

- les équipements lourds utilisés pour réaliser l'activité ;

- le petit matériel, les réactifs et les consommables utilisés dans le cadre de l'activité avec le chiffrage des coûts représentés par cette charge.

La première étape consiste à évaluer les coûts de production de chaque type d'actes en procédant à l'examen le plus attentif possible des différentes activités entrant en ligne de compte. L'évaluation est effectuée par de grands groupes de dépenses.

### IV.3.2.1. Les charges de personnel

L'évaluation des dépenses de personnel est un travail des plus délicats. Il s'agit de déterminer précisément tous les acteurs entrant dans le processus d'une activité et le nombre « d'équivalent temps plein » nécessaire au fonctionnement de cette activité. La difficulté principale est de déterminer au plus juste la part du temps de travail que chaque agent estime consacrer à l'activité analysée. Cela ne pose aucun problème lorsque l'agent est affecté exclusivement au fonctionnement de l'appareil. Cela est plus complexe pour les catégories d'agents consacrant leur temps de travail à d'autres activités. Notre estimation montre que l'activité tumorothèque comprend 1,5 ETP dont 1 ETP de technicien.

### IV.3.2.2. Les charges d'exploitation à caractère général

Elles sont en grandes partie évaluées par acte et de façon forfaitaire, car l'observation des quantités consommées est difficilement réalisable sur ces postes de dépenses. Les forfaits « cibles » sont par exemple les coûts de fournitures de bureau/acte, les coûts d'éclairage et d'énergie/m². Pour la tumorothèque, il n'y a pas de coûts généraux (assurance, frais financiers ...) et les congélateurs sont sous garantie jusqu'en août 2005.

### IV.3.2.3. Les charges de produits, de consommables

Ces charges doivent être identifiées en procédant à une observation détaillée des pratiques. Dans le cas de la tumorothèque, ces charges sont essentiellement constituées par des cryotubes, les boites de rangement, l'azote liquide, les gants à usage unique, les tests d'analyse qualitatif ...

### IV.3.2.4. Les amortissements et frais financiers

Les amortissements concernent l'achat des congélateurs. Ils sont amortis sur la base d'une durée de 8 ans en mode linéaire. Pour les travaux, l'amortissement est calculé sur 20 ans. Dans notre analyse, il n'est pas pris en compte le coût d'opportunité, c'est à dire le coût à renoncer à l'utilisation de ce local pour une autre activité.

### IV.3.2.5. Le résultat

Le nombre annuel de cryotube congelé est d'environ 2 500. Au total, le coût de revient est de 57 €/cryotube.

L'utilisation de la méthode ABC dans l'évaluation des coûts de la tumorothèque présente plusieurs avantages : la fiabilité de la méthode par sa proximité avec la réalité du travail garantissant un reflet assez fidèle du processus de formation des coûts et une connaissance précise du coût des activités de la tumorothèque. Cette méthode permet de disposer d'un outil fiable pour évaluer l'impact des évolutions envisageables pour la tumorothèque comme par l'exemple, l'augmentation ou la diminution d'activité, l'introduction de nouvelles méthodes d'analyses etc.

Ainsi, la méthode ABC permet de connaître les coûts de toutes les activités de la tumorothèque y compris celles non productrices d'analyses comme par exemple, l'activité de secrétariat. Cette méthode s'inscrit dans une optique de qualité totale et d'une procédure d'accréditation future de la tumorothèque.

# CONCLUSION

La législation concernant les prélèvements humains est en constante évolution dans notre pays. Pour les tumorothèques, il apparaît clairement que les procédures diagnostiques restent une priorité absolue. Dans un avenir proche, la tumorothèque de l'établissement sera intégrée dans le réseau des tumorothèques du cancéropôle du Grand Est. L'organisation de cette tumorothèque « inter-régionale » nécessite la mise en place d'un réseau informatique commun et de procédures parfaitement traçables. Ainsi chaque tumorothèque met à disposition des tumeurs cryoconservées nécessaires aux travaux des équipes de recherche du cancéropôle. Le fonctionnement en réseau des tumorothèques permettra de mettre à disposition du malade, quel que soit le site où il sera soigné au cours de l'évolution de sa maladie, les données du prélèvement tumoral initial.

Pour la recherche clinique, la mise en réseau au niveau national de toutes les tumorothèques apparaît essentielle pour constituer des cohortes de malades. Ces études permettront de progresser dans les domaines du diagnostic, du pronostic et de la thérapeutique, par des études épidémiologiques, la recherche de nouveaux facteurs pronostiques, l'évaluation des stratégies et la recherche de nouvelles cibles thérapeutiques [49]. Les annotations cliniques et biologiques évolutives associées aux prélèvements conservés dans les tumorothèques seront très précieuses pour réaliser ces études.

Avant tout, la mise en place de la tumorothèque est un travail d'équipe en collaboration avec le personnel de l'établissement et les partenaires extérieures. Dès le deuxième trimestre 2004, ce travail sera complété par la mise en place de l'analyse qualitative des échantillons tumoraux et la validation du manuel qualité. Le laboratoire de biologie des tumeurs analysera ces échantillons, ces analyses concerneront l'extraction de l'ADN/ARN et des protéines [10].

# RESSOURCES BIBLIOGRAPHIQUES

1. ABENHAIM L., LOUVARD D. Annexe 5 : Recherche. In Rapport de la Commission d'orientation sur le cancer. Direction générale de la Santé, Paris, 2003.

2. Air Liquide. Fiche de données de sécurité n° 089B_AL : azote (réfrigéré). Paris, 2002, 4 p.

3. Air Liquide Santé. Dossier de formation : la sécurité lors de la manipulation de l'azote liquide et du dioxyde de carbone. Genas, 2001, 30 p.

4. ALCOUFFE S., MALLERET V. Les fondements conceptuels de l'ABC à la française. In XXIIIème congrès de l'association française de comptabilité. Toulouse, 2002.

5. Arrêté du 1er avril 1997 portant homologation des règles de bonnes pratiques relatives au prélèvement des tissus et au recueil des résidus opératoires issus du corps humain utilisés à des fins thérapeutiques.

6. Arrêté du 29 décembre 1998 portant l'homologation des règles de bonnes pratiques à la conservation, à la transformation et au transport des tissus d'origine humaine utilisés à des fins thérapeutiques.

7. Association Française d'Assurance Qualité en Anatomie et Cytologie Pathologiques. Recommandations de bonnes pratiques en anatomie et cytologie pathologiques. Annales de Pathologie, 1998; 18(3):227-236.

8. BACCINO E. Prélèvements de tissus sur cadavres : visée cognitive et thérapeutique. In Conférence de DEA d'éthique médicale et biologique. Paris, 2000, http://www.inserm.fr/ethique/cours.nsf, consulté le 20 février 2004.

9. BELLOCQ J.P., BIRON N., KESSLER S., et al. Mesure de l'activité et des coûts en ACP hospitalo-universitaire par la méthode ABC (activity-based costing). Annales de Pathologie, 2001; 21(3):215-232.

10. BIENVENU T., MEUNIER C., BOUSQUET S., et al. Les techniques d'extraction de l'ADN à partir d'un échantillon sanguin. Annales de Biologie Clinique, 1999; 57(1):77-84.

11. BIRON N., MARK J., OUDET P., et al. L'utilisation de la méthode ABC pour les activités de support médico-technique et logistique. Gestions Hospitalières, 1998(377):425-429.

12. BOBIN J.Y., FROBERT J.L. Chapitre 11 : la chirurgie oncologique, présent et futur. 1998. Collège de cancérologie de l'Université de Lyon I, http://cri-cirs.wnts.univ-lyon1.fr, consulté le 17 janvier 2004.

13. BOUCHARD C. Structures mises en place en matière d'éthique et de déontologie de la recherche scientifique au niveau mondial (UNESCO) au sein de l'Union Européenne, et en France au niveau national et régional. Comité d'éthique pour les sciences du CNRS, Paris, 2002, 183 p.

14. BOUREL M., ARDAILLOU R. Les Centres de Ressources Biologiques dans les établissements de soins. Académie Nationale de Médecine, Paris, 2002, 12 p.

15. BRASSELET S., ROCHE A., COUANNET D., et al. La technique du "coût cible" (target costing) pour la mise en place de nouveaux projets. Gestions Hospitalières, 1998(377):430-438.

16. BUFFELAN LANORE Y. Droit civil : première année. Armand Colin. Paris, 2003, 784 p.

17. BURGELIN J.F. L'obligation d'informer le patient, expliquée aux médecins. In Rapport de la cour de cassation 1999. La documentation française. Paris, 1999.

18. CARBONNIER J. Droit civil - les personnes. PUF. Paris, 2000, 432 p.

19. CASAGRANDE T. Renversement de la charge de la preuve de l'information donnée au malade par le gastro-entérologue. La Lettre de la Société Française d'Endoscopie Digestive, 1998(3):1-4.

20. CAZE DE MONTGOLFIER S. Collecte, stockage et utilisation des produits du corps humain dans le cadre des recherches en génétique : état des lieux historique, éthique, et juridique ; analyse des pratiques au sein des biothèques. Th. D. Ethique médicale et biologique, Paris V, 2002, 207 p.

21. CCNE. Avis n° 4 : Avis sur les registres médicaux pour études épidémiologiques et de prévention. Paris, 1985, 10 p.

22. CCNE. Avis n° 77 : Problèmes éthiques posés par les collections de matériel biologique et les données d'information associées : "biobanques", "biothèques". Paris, 2003, 52 p.

23. Centre Alexis Vautrin, CHU de Nancy. Renforcement de la tumorothèque du CHRU de Nancy et du Centre régional de lutte contre le cancer dans le cadre du site hautement spécialisé hospitalo-universitaire en cancérologie. Nancy, 2002, 30 p.

24. CHARRU A., JANIAUD P. Cahier des charges pour les banques d'ADN, de cellules et de tissus à l'usage de la recherche et de diagnostic. Bilan de travail préliminaire AP-HP/INSERM, Paris, 1996.

25. Circulaire DHOS-OPRC n° 2003-334 du 7 juillet 2003 portant appel à projets 2003-2004 pour un soutien spécifique relatif au renforcement ou à la création de banques hospitalières de cellules et tissus tumoraux cryopréservés dans les établissements de santé financés par dotation globale.

26. CLAEYS A. Rapport n° 3502 sur la brevetabilité du vivant. Office parlementaire d'évaluation des choix scientifiques et technologiques, Paris, 2001, 118 p.

27. Commission de l'éthique de la science et de la technologie. Les enjeux éthiques des banques d'information génétique : pour un encadrement démocratique et responsable. Sainte Foy (Québec), 2002, 97 p.

28. Conseil de l'Europe. Recommandation n° R (97) 5 du Comité des Ministres aux Etats membres relative à la protection des données médicales. Strasbourg, 1997, 11 p.

29. Conseil d'Etat. Les lois de bioéthique : cinq ans après. Paris, 1999, 81 p.

30. Décret n° 2000-570 du 23 juin 2000 fixant les conditions de prescription et de réalisation des examens des caractéristiques génétiques d'une personne et de son identification par empreintes génétiques à des fins médicales et modifiant le Code de la Santé Publique.

31. DEHAN E., LARIDANT G. Convention présence n° 03745490 : fluides médicaux et services, fourniture d'azote liquide et prestation présence Cryoplus. Air liquide santé, Vandoeuvre les Nancy, 2003, 20 p.

32. Direction générale de la Santé. Cancer : le plan de mobilisation nationale. 2003. http://www.sante.gouv.fr/htm/dossiers/cancer/plan.htm, consulté le 22 février 2004.

33. Directive 98/44/CE du Parlement européen et du Conseil du 6 juillet 1998 relative à la protection juridique des inventions biotechnologiques.

34. DOUCET H. L'éthique de la recherche : guide pour le chercheur en sciences de la santé. Les Presses de l'Université de Montréal. Montréal, 2002, 265 p.

35. DUSSERRE L., ALLAERT. Les données médicales et leur informatisation dans les réseaux de soins, quelle responsabilité médicale? Aspects national, européen et international. In Conférence de DEA d'éthique médicale et biologique. Paris, 2001, http://www.inserm.fr/ethique/cours.nsf, consulté le 24 février 2004.

36. EISINGER F., ALBY N., BREMOND A., et al. INSERM-FNCLCC expertise collective : Recommandations portant sur la prise en charge des femmes ayant un risque d'origine génétique de développer un cancer du sein et/ou de l'ovaire. Annales de Génétique, 1999; 42(1):51-64.

37. Etablissement Français des Greffes. http://www.efg.sante.fr/fr/pro/demarche-qualite-presentation.asp, consulté le 20 janvier 2004.

38. FNCLCC. Standards, Options et Recommandations pour la rédaction d'un compte rendu d'anatomie pathologie et cytologie pathologiques en cancérologie. Paris, 1999, 27 p.

39. FNCLCC. Standards, Options et Recommandations : bonnes pratiques de l'acheminement et de la prise en charge initiale d'un prélèvement en anatomie et cytologie pathologiques en cancérologie. Paris, 2002, 19 p.

40. Groupe Européen d'Ethique des Sciences et des Nouvelles Technologies. Avis n° 16 : avis sur les aspects éthiques de la brevetabilité des inventions impliquant des cellules souches humaines. Commission Européenne, Bruxelles, 2002, 135 p.

41. GUENIOT C. L'homme en banque. Biofutur, 2000; 2000(197):16-20.

42. GUILLIEN R., MONTAGNIER G. Lexique des termes juridiques. Dalloz, 14ème édition. Paris, 2003, 619 p.

43. HERON J.F. La chirurgie des cancers. In Polycopié de Cancérologie générale, chapitre 7. Faculté de médecine de Caen, 2000, www.oncoprof.net, consulté le 23 janvier 2004.

44. HOWE M. National prostate tumour bank launched in Australia. The Lancet Oncology, 2001; 2(11):656.

45. HUBERAC J.P. Guide des méthodes de la qualité. Maxima Laurent du Mesnil. Paris, 2001, 302 p.

46. INSERM. Tests génétiques : enjeux et perspectives. In Colloque d'animation de la recherche organisé par le comité d'interface INSERM-GENETIQUE. Paris, 2001 janv 26-27.

47. INSERM-FNCLCC expertise collective. Risques héréditaires de cancer du sein et de l'ovaire. Quelles prise en charge? INSERM. Paris, 1998, 635 p.

48. Instituts de Recherche en Santé du Canada. Sélection de normes juridiques internationales et étrangères régissant la protection des renseignements personnels dans le contexte de la recherche en santé. Ontario, 2001, 88 p.

49. JANIN A. L'enjeu clinique des tumorothèques. In Réunion d'information sur l'informatisation des tumorothèques hospitalières. Paris, 2003 avr 30.

50. JORDAN B. Les imposteurs de la génétique. Le Seuil. Paris, 2000, 176 p.

51. LABADIE JAUSION I. Importance des tumorothèques dans l'évaluation et la mise en oeuvre de nouvelles stratégies diagnostiques et thérapeutiques en cancérologie. Th. D. Pharmacie, Nancy I, 2002, 84 p.

52. LAFLEUR C. Une nouvelle discipline scientifique est née : la génomique. In Le Devoir. Québec, 2002(1er juin).

53. LEMMENS T., AUSTIN L. Les défis posés par la réglementation de l'utilisation de l'information génétique. Isuma, 2001; 2(3):28-39.

54. Loi n° 75-17 du 17 janvier 1975 relative à l'interruption volontaire de grossesse.

55. Loi n° 78-17 du 6 janvier 1978 relative à l'informatique, aux fichiers et aux libertés.

56. Loi n° 94-548 du 1er juillet 1994 relative au traitement de données nominatives ayant pour fin la recherche dans le domaine de la santé et modifiant la loi n° 78-17 du 6 janvier 1978 relative à l'informatique aux fichiers et aux libertés.

57. Loi n° 94-653 du 29 juillet 1994 relative au respect du corps humain.

58. Loi n° 94-654 du 29 juillet 1994 relative au don et à l'utilisation des éléments et produits du corps humain, à l'assistance médicale à la procréation et au diagnostic prénatal.

59. Loi n° 99-641 du 27 juillet 1999 portant création d'une couverture maladie universelle.

60. Loi n° 2002-303 du 4 mars 2002 relative aux droits des malades et qualité du système de santé.
61. MARCINIAK R., PAGERE M. Les méthodes pour orienter et diriger un projet : la démarche qualité. In Guide pratique de la réussite de tous vos projets et produits industriels : coût, délais, qualité. Paris, 1998.

62. MAZEAUD D. Année 1 Droit - Droit civil II : la mise en oeuvre des droits subjectifs. 2003. http://www.uejf-assas.com, consulté le 22 février 2004.

63. MEMETEAU G. Cours de droit médical. Les études hospitalières, 2ème édition. Paris, 2003, 544 p.

64. Ministère de la Recherche. Charte des Centres de Ressources Biologiques détenant des ressources biologiques humaines. Paris, 2001, 4 p.

65. Ministère de la Santé. Réunion d'information sur l'informatisation des tumorothèques hospitalières. Paris, 2003.

66. MOUTEL G., FRANCOIS I.,HERVE C. Information et consentement : limites entre soins et recherche. In Cours 1er cycle, module exercice de la pratique médicale. Paris V, 2003, http://inserm.fr/ethique/cours.nsf, consulté le 22 février 2004.

67. MOUTEL G., WOLF M.,HERVE C. Le consentement. In Conférence de DEA d'éthique médicale et biologique. Paris V, 2002, http://inserm.fr/ethique/cours.nsf, consulté le 12 février 2004.

68. MULLER F. Marqueurs sériques et diagnostic prénatal de la trisomie 21. Médecine Sciences, 2000(16):373-377.

69. NF EN ISO 9000 : systèmes de management de la qualité - principes essentiels et vocabulaire (X 50-130).

70. OCDE. Tests génétiques : les enjeux du nouveau millénaire. OCDE. Paris, 2000, 82 p.

71. OCDE. Les Centres de Ressources Biologiques : fondements du développement des sciences de la vie et des biotechnologies. Paris, 2001, 85 p.

72. PAUL D.B. La trop belle histoire de la phénylcétonurie. La Recherche, 1998(311):68-71.

73. POUGHON J.M. L'individu, propriétaire de son corps ? Le jus disponendi de son propre corps : entre scolastique juridique et réalisme économique ?. In

Conférence de DEA d'éthique médicale et biologique. Paris, 2000, http://www.inserm.fr/ethique/cours.nsf, consulté le 23 février 2004.

74. Projet de loi relatif à la bioéthique. Deuxième lecture au Sénat. 2003 dec 15.

75. PY B. Les conditions de licéité de l'acte médical. In DIU Droit médical. Nancy, 2003-2004.

76. RAVAUDEL C. La tumorothèque. La Lettre de l'Agence Régionale de l'Hospitalisation des Pays de Loire, 2003(18):7.

77. REVEL M. Enjeux éthico-juridiques des biothèques. In Les biothèques. Annecy, 1996, http://www.inserm.fr/serveur/biotech.nsf, consulté le 8 janvier 2004.

78. RIGOLETTI R. Cagoule Oxalair 30-65. Air liquide cryogénie, Marne la Vallée, 1993, 27 p.

79. SASTRE GARAU X. Banque de tumeurs cryo-préservées dans le laboratoire d'anatomie pathologie. Annales de Pathologie, 1995; 15(4):233-234.

80. SCHWARTZENBERG R.G. Discours du Ministre de la Recherche : Installation du comité consultatif des ressources biologiques. Paris, 2001, 22 février.

81. Société Française de Pathologie de Cancérologie et d'Hématologie. Recommandations pour la cryoconservation de cellules et tissus tumoraux dans le but de réaliser des analyses moléculaires. ANAES, Paris, 2001, 26 p.

82. THOMAS G.A., WILLIAMS E.D., on behalf of the members of the Scientific Project Panel of the NISCTB. Chernobyl thyroid tumor bank. The Journal of Clinical Endocrinology and Metabolism, 2001; 86(3):1428.

83. TRIBOULET A. Le consentement éclairé. DESS Droit et Santé, Lille II, 2001, 47 p.

84. UNESCO. Déclaration internationale sur les données génétiques humaines. In 32ème session de la conférence générale de l'UNESCO, 2003, 12 p.

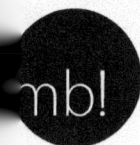

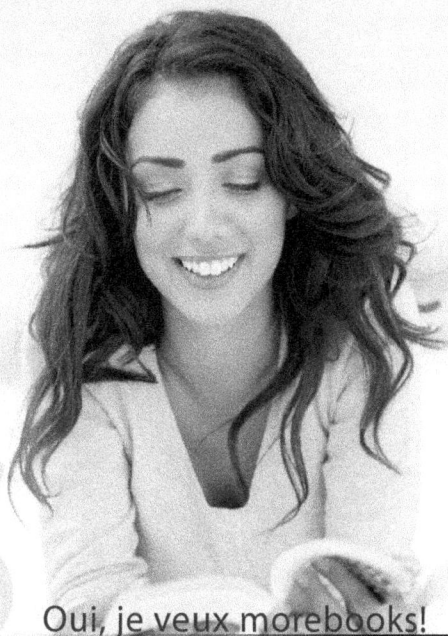

www.ingramcontent.com/pod-product-compliance
Lightning Source LLC
Chambersburg PA
CBHW021054210326
41598CB00016B/1209